www.ingramcontent.com/pod-product-compliance
Lightning Source LLC
LaVergne TN
LVHW020449070526
838199LV00063B/4893
9789358729184

ہماری صحت:
علاج اور احتیاط

ڈاکٹر نذیر مشتاق

© Dr. Nazeer Mushtaq

Hamari Sehat : Ilaaj aur Ahtiaat

by: Dr. Nazeer Mushtaq
Edition: March '2024
Publisher :
Taemeer Publications LLC (Michigan, USA / Hyderabad, India)

ISBN 978-93-5872-918-4

مصنف یا ناشر کی پیشگی اجازت کے بغیر اس کتاب کا کوئی بھی حصہ کسی بھی شکل میں بشمول ویب سائٹ پر اپ لوڈنگ کے لیے استعمال نہ کیا جائے۔ نیز اس کتاب پر کسی بھی قسم کے تنازع کو نمٹانے کا اختیار صرف حیدرآباد (تلنگانہ) کی عدلیہ کو ہوگا۔

© ڈاکٹر نذیر مشتاق

کتاب	:	**ہماری صحت : علاج اور احتیاط**
مصنف	:	**ڈاکٹر نذیر مشتاق**
جمع و ترتیب / تدوین	:	اعجاز عبید
صنف	:	صحت
ناشر	:	تعمیر پبلی کیشنز (حیدرآباد، انڈیا)
سالِ اشاعت	:	۲۰۲۴ء
صفحات	:	۱۱۴
سرورق ڈیزائن	:	تعمیر ویب ڈیزائن

ہماری صحت : علاج اور احتیاط 5 ڈاکٹر نذیر مشتاق

فہرست

(۱)	فریضۂ حج اور آپ کی صحت	6
(۲)	گردوں کی بیماری کے ۱۰ اعلامات	12
(۳)	ہائی بلڈ پریشر اور ڈیش ڈائیٹ	20
(۴)	استھما کے مریض موسم سرما میں بچاؤ کی ضرورت	26
(۵)	آرتھرائیٹس وجوہات، اقسام، علاج اور احتیاطی تدابیر	35
(۶)	احساسِ تنہائی ---- کیا چھٹکارہ ممکن ہے؟	42
(۷)	کیا حساسیت لاعلاج مرض ہے؟	51
(۸)	شب شاشی --- ایک نفسیاتی اور سماجی مسئلہ	58
(۹)	مرض الزائمیر --- ایک لاعلاج بیماری	66
(۱۰)	ڈپریشن خرافات اور حقائق	73
(۱۱)	آپ کی غذا میں کتنا تیزاب ہے	80
(۱۲)	ہایپوتھائرایڈازم	87
(۱۳)	کیا آپ کے نمک میں آیوڈین ہے؟	94
(۱۴)	روزہ اور ہماری غذا	102
(۱۵)	آپ کا خون کتنا شیرین ہے	107

فریضۂ حج اور آپ کی صحت

حج کے لغوی معنی ہیں "زیارت کا اِرادہ کرنا"۔ شرعی اصطلاح میں حج سے مراد وہ جامع عبادت ہے جس میں مسلمان بیت اللہ پہنچ کر کچھ مخصوص اعمال و عبادات بجالاتا ہے۔ چونکہ ان اعمال و عبادات کی بجا آوری کے سلسلے میں مسلمان بیت اللہ کی زیارت کا ارادہ کرتا ہے اس لئے اسے حج کہتے ہیں۔ حج اسلام کا پانچواں اہم رکن ہے اور اس کے ذریعے خدا سے والہانہ تعلق، نفس و اخلاق کا تزکیہ اور روحانی ارتقاء کے سارے مقاصد بیک وقت حاصل ہوتے ہیں بشرطیکہ حج واقعی حج ہو اس لئے حج کا فریضہ ادا کرنے والے کے لئے انتہائی ضروری ہے کہ وہ اپنے جذبات واحساسات اور ارادوں کا اچھی طرح جائزہ لے اور حج کے ایک ایک رکن اور عمل کو پورے اخلاص و شعور کے ساتھ ادا کرے، حج سے وہ سب کچھ حاصل کرنے کی کوشش کرے جس کے لئے حج فرض کیا گیا ہے۔ حج کے دوران جو ارکان و اعمال انجام دینے ہوتے ہیں ان کے لئے ایک مسلمان کا جسمانی، ذہنی، سماجی اور روحانی طور صحت مند ہونا اہمیت کا حامل ہے۔ اگر حج پر جانے والا مسلمان دوران سفر تندرست و توانا رہتا ہے تو وہ تمام بدنی عبادات بخوبی احسن انجام دے سکتا ہے اس لئے فریضہ حج کا ارادہ کرنے والے مسلمان کو "روزِ اوّل" ہی سے اپنی صحت کی طرف دھیان دینا چاہئے کیونکہ حج کا امتیاز یہ ہے کہ یہ بدنی عبادت بھی ہے اور مالی عبادت بھی۔ خلوص و تقویٰ، عجز و احتیاج، بندگی و اطاعت، قربانی ایثار، فدائیت و سپردگی، انابت و

عبدیت کے جو جذبات دوسری مستقل عبادات سے الگ الگ نشو نما پاتے ہیں حج میں بیک وقت یہ سارے جذبات و کیفیات پیدا ہوتی ہیں اور پروان چڑھتی ہیں۔

حج پر جانے سے پہلے ہر مسلمان کے لئے یہ ضروری ہے کہ وہ کسی ماہر معالج سے اپنا طبّی معائنہ کروائے اور اگر کسی بیماری میں مبتلا ہو اس کا علاج کروائے۔ لیکن اگر مسلمانانِ کشمیر حج پر جانے سے پہلے اپنا طبی معائنہ کروانے کی بجائے کسی آشنا ڈاکٹر سے حج فارم پر چھپے میڈیکل کالم پر دستخط کرواتے ہیں اور میڈیکل چیک اپ کروائے بغیر حج فارم داخلِ دفتر کرتے ہیں، اس طرح ہماری وادی سے زیارت بیت اللہ پر جانے والے مقدس سفر کا آغاز ہی دروغ گوئی سے کرتے ہیں۔

اس طرح دوران حج اُنہیں بسا اوقات صحت سے متعلق پیچیدہ مسائل کا سامنا کرنا پڑتا ہے جن کی وجہ سے ارکان حج کو اچھی طرح انجام نہیں دے پاتے۔

ہر مسلمان پر لازم ہے کہ وہ اس مقدس سفر کا رخت باندھنے سے کم از کم ایک ماہ قبل اپنے طرز زندگی میں تبدیلی لائے اور اس طرح کا طرز زندگی اپنانے کی بھرپور سعی کرے جو اُسے حج کے ایام میں گزارنا ہے مگر ہمارے یہاں اس کے برعکس ہوتا ہے۔ یہاں حج پر ہم اپنا قیمتی وقت نمود و نمائش اور چرچا میں گزارتے ہیں۔ رشتہ داروں، دوست واحباب کے ہاں دعوتوں پر جاکر انواع واقسام کی ضیافتوں سے شکم پُر کرکے، اپنے نظام ہاضمہ پر ضرورت سے زیادہ بوجھ ڈال کر بیماریوں کو دعوت دیتے ہیں سماجی طور صحت مند ہونے کا مطلب یہ ہے کہ حج کے لئے جانے کا چرچا نہ کیا جائے۔ ہر اس رسم اور طریقے سے سختی سے بچنے کی سعی کی جائے جس میں نمود و نمائش اور دکھاوے کا شائبہ ہو۔ حج پر جانا روحانی انقلاب اور تزکیہ نفس و اخلاق کی ایک "آخری تدبیر" ہے اور جو روحانی مریض اس جامع علاج سے بھی شفایاب نہ ہو پھر اس کی شفایابی کی اُمید کسی دوسرے

علاج سے بہت ہی کم رہ جاتی ہے۔

وادی کشمیر سے زیارت بیت اللہ پر جانے والوں میں ایسے افراد کی کثیر تعداد شامل ہوتی ہے جو کسی نفسیاتی یا ذہنی عارضے میں مبتلا ہوتے ہیں اور معالجوں کی تجویز کردہ دوائیوں کے سہارے بیماری کو قابو میں رکھے ہوئے ہیں۔۔۔۔۔اگر وہ حج کا اِرادہ کرتے ہی حج کے لئے ذہنی یکسوئی اور تیاری شروع کریں اور پھر ایک باشعور مومن کی طرح پورے شعور کے ساتھ حج کے ارکان ادا کر کے ان حقیقتوں کو جذب کرنے اور اُن کے مطابق زندگی میں صالح انقلاب لانے کی کوشش کریں تو بے شک وہ اپنے نفسیاتی اور ذہنی مسائل کو دوائیوں کے بغیر بھی قابو کر سکتے ہیں مگر جو افراد ڈپریشن، یا کسی خاص ذہنی تکلیف کے لئے عرصہ دراز سے دوائیاں استعمال کر رہے ہوں وہ کسی بھی صورت میں ماہر معالج کے مشورہ کے بغیر دوائیوں کا استعمال ترک نہ کریں حج بیت اللہ سے لوٹنے والے متعدد حضرات کا یہ تجربہ ہے کہ دوران حج بیماریاں عام طور سے قابو میں رہتی ہیں تاہم ڈاکٹروں کا خیال اور عقیدہ ہے کہ طبی نکتہ نگاہ سے بہت ساری بیماریاں ایسی ہیں جن کے لئے "Maintenance of dose" تا آخر عمر استعمال کرنا پڑتا ہے اس لئے جو مریض کسی مزّمن بیماری کے لئے کوئی دوائی لے رہا ہو وہ باندازہ کافی دوائیوں کی مقدار اپنے ساتھ رکھے اور طبق مقررات و تجویز معالج استعمال کرتا رہے۔

ہائی بلڈ پریشر (بلند فشار خون) ذیابیطس، دمہ، الرجی، نقرس، ریح ہار وغیرہ جیسی مزّمن بیماریوں میں مبتلا افراد کو حج پر جانے سے پہلے ماہر معالج سے معائنہ کرواکے نئے سرے سے دوائیوں کا ڈوزایڈجسٹ کروانا چاہئے تاکہ دوران حج انہیں کسی مشکل یا پیچیدگی کا سامنا نہ کرنا پڑے۔ ان بیماریوں میں مبتلا افراد کو کسی بھی صورت میں مقرر کردہ دوائیوں کی مقدار کم نہیں کرنی چاہئے۔۔۔ بصورت دیگر وہ مختلف قسم کی پیچیدگیوں میں

مبتلا ہو کر ارکان حج صحیح ڈھنگ سے انجام نہیں دے پائیں گے۔

حج کے ابتدائی ایام میں اکثر لوگ زکام، کھانسی، ناک، گلے اور کان کی بیماریوں میں مبتلا ہوتے ہیں جسکی وجہ یہ ہے کہ دنیا کے کونے کونے سے آئے ہوئے لاکھوں لوگ ایک ہی جگہ جمع ہوتے ہیں اور ہزاروں لوگ مختلف قسم کی عفونتوں کے شکار ہوتے ہیں، وہ چھینکوں اور کھانسی کے ذریعے اپنی عفونت دوسروں میں منتقل کرتے ہیں اس طرح نظام تنفّس کے بالائی حصہ کی عفونت Droplet infection کے ذریعہ ایک دوسرے میں سرایت کر جاتی ہے۔ اس سے بچنے کا واحد طریقہ ماسک کا استعمال ہے۔ جو لوگ دائمی زکام، کھانسی، حساسیت کے شکار ہوں انہیں ماسک کا استعمال کرنا چاہیئے اور جوں ہی زکام، کھانسی شروع ہو تو ڈاکٹروں سے مشورہ کر کے باقاعدہ دوائیوں کا استعمال کریں۔ انٹی بیوٹیکس کی مقررہ مقدار مقررہ وقت کے لئے استعمال کرنا لازمی ہے۔ دوائیوں کا صرف ایک دو دن استعمال کرنا درست نہیں ہے کیونکہ ایسا کرنے سے بدن میں موجود جرثوموں کے خلاف دوائیوں کے لئے مقاومت پیدا ہوتی ہے اور پھر کھانسی، زکام ٹھیک ہونے میں کافی وقت لگتا ہے اور لگاتار کھانسنے کی وجہ سے ارکان حج انجام دینے میں رکاوٹ درپیش آتی ہے۔ اگر کسی فرد کو کسی خاص چیز سے حساسیّت (الرجی) ہو تو اس کا استعمال نہ کرے اور اگر ضد حساسیّت دوائیاں لینا پڑیں تو شام کو لے لیں کیونکہ ایسی دوائیاں سر درد، چکر اور غنودگی جیسے علائم ظاہر کرتی ہیں جس سے بے قراری سی محسوس ہوتی ہے اور عبادات میں خلل پڑنے کا احتمال ہوتا ہے۔ نظام تنفّس کی بیماریوں میں مبتلا افراد کو سگریٹ نوشی سے مکمل پرہیز کرنا چاہیئے بلکہ آغازِ سفر ہی سے اس بری عادت کو ترک کرنا چاہیئے مشاہدہ کیا گیا ہے کو مسلمانانِ کشمیر حج کے ایام میں بھی سگریٹ نوشی کر کے نظام تنفّس کی بیماریوں میں مبتلا ہوتے ہیں۔

اکثر حاجی صاحب ایّام حج کے دوران نظام ہاضمہ کی بیماریوں (اسہال، استفراغ، بد ہضمی، قبض، تیزابیت وغیرہ) میں مبتلا ہوتے ہیں جس کی وجہ یہ ہے کہ وہ آغاز سفر ہی سے پُرخوری سے کام لیتے ہیں اور اپنے نفس کو قابو میں نہیں رکھتے۔۔۔۔۔اس مقدس سفر کے دوران صحت مند رہنے کے لئے ضروری ہے کہ پُرخوری سے اجتناب کیا جائے۔ روغنی غذاؤں کی بجائے تازہ پھل اور سبزیوں کا استعمال کیا جائے اور صرف مقررہ اوقات پر ہلکی پھلکی غذائیں مناسب وموزوں مقدار میں استعمال کریں۔ اسہال سے بچنے کے لئے صرف بند بوتلوں کا پانی ہی استعمال کریں اور وہ بھی صرف اتنی مقدار میں کہ بار بار پیشاب پھیرنے کی ضرورت محسوس نہ ہو۔۔یورنیل پر یاد آیا۔۔۔کچھ مسلمانانِ کشمیر وہاں جاکر غسل خانوں اور یورنیل کا استعمال بڑے ہی غلط انداز میں کرتے ہیں۔ کوڑا، کرکٹ، بچا ہوا کھانا، سبزیاں، سگریٹ کے ٹوٹے باتھ روموں اور Toilets میں پھینک دیتے ہیں اور یوں اپنے اور اوروں کے لئے مشکلات پیدا کرنے کے علاوہ صحت عامہ کے مسائل بھی پیدا کر لیتے ہیں۔ صحت وصفائی کے بنیادی اصولوں پر عمل کرنا ہر مسلمان پر واجب ہے تاکہ وہ عفونی بیماریوں سے محفوظ رہ سکے۔

زیارت بیت اللہ پر جانے سے پہلے ہر مسلمان کو سرسام جیسی خطرناک بیماری سے بچنے کے لئے حفاظتی ٹیکہ لگوانا ضروری ہے۔ ہر ضلع میں سرکار نے یہ ٹیکہ لگوانے کے انتظامات کئے ہیں' اس لئے اس سے استفادہ کرنا لازمی ہے۔ حج کے لئے بہترین زاد راہ ساتھ لیجئے۔ بہترین زاد راہ تقویٰ ہے۔ اس مقدس سفر کے لئے ہر مسلمان کے لئے باطنی اور ظاہری آمادگی لازمی ہے۔۔۔۔۔باطنی آمادگی سے ہر مسلمان واقف ہے، ظاہری آمادگی سے مراد کپڑے، دوائیاں اور ضرورت کا سامان ساتھ لے جانا ہے جو حوائج ضروریہ ہیں ان کے بغیر چارہ نہیں۔۔۔لیکن ہماری وادی سے اس پاکیزہ سفر پر جانے

والے فرزندانِ توحید اپنے ساتھ غیر ضروری سامان (چاول، آٹا، اچار، سوکھی سبزیاں، مرچ مصالحے، چٹنیاں وغیرہ) لے جاکر اپنے لئے ذہنی تناؤ، دباؤ اور کھچاؤ کو دعوت دیتے ہیں اور پھر ان چیزوں کا وہاں استعمال کرنے سے وہ بیماریوں کو بھی دعوت دیتے ہیں ۔۔۔سامان جتنا مختصر ہو انسان ذہنی طور اتنا ہی خوش اور آسودہ رہتا ہے اور جب ذہنی طور آسودہ رہتا ہے تو جسمانی طور بھی صحت مندرہ کر ارکان حج بخوبی احسن انجام دیئے جاسکتے ہیں۔

عمر رسیدہ لوگ ہڈیوں اور جوڑوں کے مرض میں مبتلا ہوتے ہیں 'انہیں احتیاط سے کام لینا چاہیئے اور حج پر جانے سے پہلے فیزیوتھراپسٹ سے مراجع کرنا چاہیئے اور وہاں بھی ڈاکٹر سے مشورہ کرنا چاہیئے آیا وہ بدنی عبادات انجام دے سکتے ہیں یا نہیں۔۔۔اضطراری حالت پر انہیں ویل چیئر کا استعمال کرنا چاہیئے۔

جو عمر رسیدہ مرد حضرات پروسٹیٹ کے امراض میں مبتلا ہوں انہیں پانی اور مائع جات مقررہ مقدار میں پینا چاہیئے تاکہ اُنہیں بار بار یورنیل جانے کی ضرورت محسوس نہ ہو اور وہ بار بار وضو ٹوٹنے کی وجہ سے ذہنی عذاب میں مبتلا نہ ہوں اور وہ ارکان حج صحیح ڈھنگ سے انجام دینے میں ناکام نہ ہوں۔

عورتوں کا عذر شرعی: اگر عورت کو حالت احرام میں حیض یا نفاس آجائے تو وہ طہارت کا انتظار کرے گی پاک ہونے کے بعد طواف وسعی کرے گی۔ عورت ایام حج میں مانع حیض گولیاں استعمال کرسکتی ہے، اس میں کوئی حرج نہیں ہے اس لئے کہ اس میں فائدہ اور مصلحت ہے تاکہ لوگوں کے ساتھ طواف کرسکے اور یہ کہ رفقائے سفر تعطل میں نہ پڑجائیں۔۔۔عذر شرعی کے بغیر عورتوں اور مردوں کے صحت سے متعلق مسائل یکساں ہیں جن کی طرف توجہ دینا دونوں کے لئے لازمی ہے۔

گردوں کی بیماری کے ۱۰ علامات

۱۸ مارچ کو پوری دنیا میں یوم گردہ منایا گیا۔ ہماری وادی میں بھی گورنمنٹ میڈیکل کالج سرینگر اور انسٹی چیوٹ آف میڈیکل سائنسز صورہ کے ڈاکٹروں نے "الگ الگ انداز" میں یہ دن منایا۔ (یہاں کے ڈاکٹر کوئی "کوئی دن بھی ایک ساتھ نہیں مناتے)۔ عالمی سطح پر جہاں تک صحت عامہ کا تعلق ہے، اب عالمی ادارہ صحت ہر ہفتے کوئی نہ کوئی خاص دن مناتا ہے، عالمی یوم ذیابیطس، ہائی بلڈ پریشر، نقرس، اوسٹیو پوروسس، سرطانِ پستان، امراض قلب، شیر مادر وغیرہ کے بعد گزشتہ تین برسوں سے عالمی روزِ گردہ (ورلڈ کڈنی ڈے) اس لئے منایا جارہا ہے کہ طب سے وابستہ افراد گردوں کی بیماریوں کے متعلق تازہ ترین جانکاری حاصل کریں اور پھر عام لوگوں کو گردوں کی بیماری کے متعلق کم از کم اتنی جانکاری دے دی جائی کہ وہ گردوں کی ناکامی میں مبتلا ہونے سے قبل ہی اپنا علاج ومعالجہ شروع کریں۔ گردوں کی مُزمن بیماریوں کا قبل از وقت پتہ لگانے اور بروقت علاج کرنے سے عالمی ادارہ صحت کا شرحِ اموات میں دو فیصد سالانہ کمی کرنے کا نشانہ آئندہ دو دہائیوں میں پورا ہوسکتا ہے۔ مُزمن، غیر متعدی بیماریوں اور بالخصوص امراض قلب، جگر، فشار خون، شوگر اور گردوں کی مُزمن بیماریوں کی شرح میں تشویشناک حد تک اضافہ ہوتا جارہا ہے اور یہ بیماریاں صحت عامہ اور (عالمی سطح پر) "ہیلتھ بجٹ" پر ایک ناقابل برداشت بوجھ بنتی جارہی ہیں۔ عالمی سطح پر ان مزمن بیماریوں کے علاج ومعالجہ پر ہیلتھ کیئر بجٹ کا اسی فیصد خرچ ہوجاتا ہے جو کہ ایک تشویشناک صورتحال ہے۔

دل، جگر، لبلبہ، پستان اور معدہ کے مقابلے میں گردوں کی طرف بہت کم توجہ دی جاتی تھی حالانکہ گردوں کے امراض پر ایک کثیر رقم خرچ کی جاتی ہے۔ اس وقت دنیا میں ا۔۵ ملین گردوں کے مزمن بیماریوں میں مبتلا مریضوں کو ڈیالسنز دیا جارہا ہے یا انہیں گردوں کے ٹرانسپلانٹ کی ضرورت ہے۔ علاوہ ازیں گردوں کے امراض میں ذیابیطس، ہائی بلڈ پریشر اور امراضِ قلب سے ایسی پیچیدگیاں پیدا ہو جاتی ہیں جو مریض کو ناکارہ بنا دیتے ہیں یا اسے موت سے ہمکنار کرواتے ہیں۔ اگر گردوں کی بیماریوں کا بروقت تشخیص دیا جائے اور مناسب و صحیح علاج معالجہ بہم پہنچایا جائے تو مریض نہ صرف مرض کی پیچیدگیوں سے بچ کر نارمل زندگی گذار سکتا ہے بلکہ اس کی زندگی کے ماہ وسال میں بھی اضافہ ہو سکتا ہے۔

گردوں کی بیماریوں میں روز افروز اضافہ ہوتا جارہا ہے۔ کشمیر میں ہزاروں لاکھوں لوگ گردوں کے امراض میں مبتلا ہیں مگر وہ بے خبری کے عالم میں زندگی کی شاہراہ پر "رینگ" رہے ہیں۔ ان کے علامات اتنے واضع یا شدید نہیں ہوتے کہ وہ کسی معالج سے مشورہ کرنے کے بارے میں سوچ سکیں۔ گردوں کے دیرینہ یا مزمن مرض میں مبتلا ہونے کے بعد گردوں کی ناکامی میں مبتلا ہونے کے درمیان برسوں کا فاصلہ ہوتا ہے۔ بعض لوگ گردوں کے دیرینہ امراض میں مبتلا ہونے کے باوجود بھی ایک "نارمل" زندگی گذارتے ہیں۔ انہیں کبھی گردوں کی ناکامی کا سامنا ہی نہیں کرنا پڑتا ہے۔ بہر حال "عام اور سیدھے سادے لوگوں" کے لئے گردوں کی بیماریوں سے متعلق جانکاری ایک "طاقت" ہے۔ اگر وہ گردوں کی بیماریوں کے علامات کی جانکاری رکھتے ہوں تو وہ مرض میں مبتلا ہوتے ہی کسی معالج سے مشورہ کر سکتے ہیں۔ اگر آپ یا آپ کا کوئی آشنا درج ذیل علامات میں سے ایک یا ایک سے زیادہ کا اظہار کرتا ہے تو آپ کو فوری طور کسی ماہر معالج

سے مشورہ کرنا چاہیئے۔ یہ بات ذہن نشین کرلیں کہ بعض علامات گردوں کی بیماریوں کی بجائے کسی اور بیماری کی وجہ سے بھی ہوسکتے ہیں۔

علامت نمبر:۱

پیشاب کیا ہے؟

ہر انسان میں ریڑھ کی ہڈی کے دونوں طرف دو گردے ہوتے ہیں۔ ان کا کام جسم کے اندر موجود محلول (پانی) اور دیگر مائع جات کو فلٹر کرنا ہے اور جسم سے ردی، فالتو اور زہریلا مواد خارج کرنا ہے۔ پانی اور نمکیات کی مقدار کو طبعی حدود میں رکھنے کے علاوہ بلڈ پریشر کو کنٹرول میں رکھنا ہے اور خون میں خلیات کی تعداد کو مقررہ مقدار میں رکھنے کے لئے ہارمون ترشح کرنا ہے۔ اگر گردوں یا اس کے ساتھ وابستہ اعضاء میں کوئی خرابی یا بیماری ہو تو پیشاب کے رنگ اور بہاؤ میں بدلاؤ آسکتا ہے۔

آپ کے پیشاب کا رنگ بدلا ہوا ہے، نارمل پیشاب ہلکے قہوہ رنگ کا ہوتا ہے۔ اگر یہ لال، زیادہ پیلا، پیلا، سبز، کالا، سفید دودھیا، زیادہ جھاگ دار، نیلا، نارنجی یا گہرے رنگ کا ہو تو فوری آزمائش ادرار کریں۔

آپ کو بار بار پیشاب پھیرنے کی ضرورت محسوس ہوتی ہے۔ آپ بہت زیادہ یا بہت کم پیشاب پھیرتے ہیں۔

پیشاب رُک رُک کر آتا ہے۔ پیشاب پھیرتے وقت ہچکچاہٹ، جلن یا سوزش محسوس ہوتی ہے۔

اگر جلدی سے باتھ روم نہ پہنچے تو پیشاب قطرہ قطرہ ٹپکنے لگتا ہے یا اس پر کنٹرول ہی نہیں رہتا ہے۔

ایسا محسوس ہوتا ہے جیسے پیشاب پھیرنے کے بعد ابھی مثانہ پوری طرح خالی نہیں

ہوا ہے۔

پیشاب کے ساتھ (یا پیشاب پھیرنے سے پہلے یا آخر میں) خون بھی آتا ہے۔

پیشاب پھیرتے وقت زور لگانا پڑتا ہے تاکہ مثانہ خالی ہو جائے۔

رات کو دو تین بار جاگنا پڑتا ہے۔ پیشاب پھیرنے کے لئے جاگنے کی وجہ سے نیند میں خلل پڑتا ہے۔

علامت نمبر: ۲

جب گردوں کو کوئی مرض بہت دیر تک اپنی لپیٹ میں لئے پھرے تو دونوں گردے دھیرے دھیرے خستہ ہو جاتے ہیں اور وہ اضافی پانی جسم سے خارج کرنے میں ناکام ہو جاتے ہیں جس سے پیروں، ٹخنوں، ٹانگوں، ہاتھوں میں اور چہرے پر ورم ظاہر ہو جاتا ہے۔ صبح کے وقت آنکھوں کے نچلے حصوں میں ورم نمایاں ہوتا ہے اور ٹانگوں، پیروں، ٹخنوں پر اگر ہاتھ کے انگوٹھے سے دباؤ ڈالا جائے تو دبانے کی جگہ گڑھا جیسا نمودار ہو جاتا ہے۔

علامت نمبر:۳

تھکاوٹ : صحت مند گردے ایک انتہائی اہم ہارمون اریتھرو پوئیٹین بناتے ہیں۔ یہ ہارمون جسم کے خلیات کو آکسیجن پہنچانے والی (خون میں موجود) سرخ خلیات کو بنانے میں اہم ترین رول ادا کرتا ہے۔ جب گردے صحیح ڈھنگ سے اپنا کام انجام دینے میں ناکام ہوں تو اس اہم ہارمون کی کمی واقع ہو جاتی ہے، نتیجہ یہ کہ سرخ خلیات کی تعداد میں نمایاں کمی ہو جاتی ہے۔ اس لئے دماغ اور عضلات جلدی تھک جاتے ہیں اور مریض تھکاوٹ محسوس کرتا ہے، اُسے ہر وقت اپنا آپ خستہ و کوفتہ لگتا ہے۔

علامت نمبر:۴

الرجی، خارش: انسانی جسم میں دو گردے جھاڑ پونچھ اور صفائی کا کام کرتے ہیں۔ یہ جسم سے فالتو زہریلا مواد جارج کرنے میں اپنا اہم رول نبھاتے ہیں۔ جب گردے کسی بیماری کی وجہ سے روٹھ جائیں تو یہ زہریلا اور غیر ضروری مواد خارج نہیں کر سکتے ہیں اور وہ مواد جسم میں جمع ہو جاتا ہے۔ مریض کو ہر وقت جسم کی جلد پر حساسیت (الرجی) نظر آتی ہے اور اسے ہر وقت جلد کھجلانے کی ضرورت پیش آتی ہے۔ بسا اوقات اسے یوں محسوس ہوتا ہے جیسے نہ صرف جلد بلکہ ہڈیوں کے اندر بھی خارش ہو رہی ہے۔ مریض اتنی شدت سے جلد کو رگڑتا ہے کہ کسی وقت اس کی جلد زخمی ہو جاتی ہے اور اس سے خون بہنے لگتا ہے۔ مریض کو یوں محسوس ہوتا ہے جیسے اس کی جلد میں دراڑیں پڑی ہوں اور وہ ایک عجیب سی بے قراری کا شکار ہو جاتا ہے۔

علامت نمبر: ۵

منہ میں معدنی ذائقہ: جب گردوں کی بیماری طویل مدت تک مریض کو اپنی گرفت میں لئے رکھے تو گردے خون میں موجود زہریلا مواد، یوریا جسم سے رفع کرنے میں ناکام ہو جاتے ہیں۔ یوریا جسم کے خون کے اندر جمع ہو جاتا ہے اس کی سطح بڑھتی جاتی ہے اور مریض یوریمیا میں مبتلا ہو جاتا ہے۔ مریض جو کچھ کھاتا ہے اسے عجیب سا ذائقہ محسوس ہوتا ہے۔ اسے یوں لگتا ہے جیسے اسے کوئی معدن چبانا پڑتی ہے۔ بعض مریض کہتے ہیں کہ "ان کا منہ بدمزہ ہے" اور انہیں یوں محسوس ہو رہا ہے جیسے وہ پگھلا ہوا سیسہ نگل رہے ہوں۔ مریض کی بھوک بالکل ختم ہو جاتی ہے اور اسے کھانے پینے سے کوئی دلچسپی نہیں رہتی۔ مریض کو گوشت کھانے سے شدید نفرت ہو جاتی ہے۔ وہ گوشت کو دیکھتے ہی منہ پھیرتا ہے۔ چونکہ مریض کی بھوک ختم ہو جاتی ہے اس لئے اُس کے جسم میں پروٹین، کاربوہائیڈریٹ، وٹامن اور نمکیات کی کمی ہوتی ہے اور اس کا وزن کم ہو جاتا ہے اور وہ حد

سے زیادہ کمزوری محسوس کرتا ہے۔ وہ کوئی بھی کام انجام دینے میں ناکام ہو جاتا ہے۔

علامت نمبر:٦

اُبکائی، الٹی: جب گردوں کو کوئی مزمن بیماری گھیر لے تو وہ نیم مردہ ہو جاتے ہیں اور خون میں غیر ضروری یا زہریلے مواد، یوریا کی سطح بڑھتی رہتی ہے۔ یوریا کی سطح بڑھنے سے مریض پہلے اُبکائی محسوس کرتا ہے اور اگر اسے علاج میسر نہ ہوا تو اسے الٹیوں کی شکایت لاحق ہو جاتی ہے۔ اُبکائی سے پہلے شدید خارش اور بے قراری بھی ہو سکتی ہے۔ بھوک بالکل نہیں لگتی ہے۔ مریض اُبکائی اور اُلٹی کے ڈر سے کھانا پینا ترک کرتا ہے اس سے مریض "جنرل کمزوری" محسوس کرتا ہے اور اس کا وزن گھٹ جاتا ہے۔ اُلٹی آنے کی وجہ سے مریض دیگر بیماریوں کے کنٹرول کے لئے روزمرہ کی ادویات بھی نہیں لے سکتا ہے۔

علامت نمبر:٧

تنگی نفس (سانس کا پھول جانا): جب گردوں کی بیماری ایک خاص مقام پر پہنچتی ہے تو دیگر علامات کے علاوہ مریض کی سانس "تنگ" ہو جاتی ہے یا پھولنے لگتی ہے۔ وہ سینے پر عجیب قسم کا دباؤ محسوس کرتا ہے۔ اس کے دو وجوہات ہیں۔ (ا)۔ پھیپھڑوں میں اضافی پانی جمع ہو جاتا ہے۔ (۲)۔ خون میں سرخ خلیات کی تعداد میں نمایاں کمی واقع ہوتی ہے جس سے پھیپھڑوں اور جسم کے دیگر خلیات اور نسیجوں تک آکسیجن طبعی مقدار میں نہیں پہنچ پاتا ہے اور آکسیجن کی کمی سے مریض دُچارِ تنگی نفس ہو جاتا ہے۔ مریض کی سانس پھولتی ہے وہ گھبرا جاتا ہے، اس کی نیند اس سے روٹھ جاتی ہے۔ کیونکہ لیٹ جانے سے اس کی سانس زیادہ پھولتی ہے۔ وہ اپنے سینے پر دباؤ محسوس کرتا ہے اور وہ بے چین ہو جاتا ہے۔ اس کی زندگی اس کے لئے عذاب بن جاتی ہے۔

علامت نمبر:۸

سردی کا احساس: جب کوئی مریض گردوں کی کسی مزمن بیماری میں مبتلا ہو اور اس کے گردے اپنا کام صحیح ڈھنگ سے انجام دینے میں ناکام ہو رہے ہوں تو اسے دوسرے صحت مند لوگوں کے مقابلے میں سردی کا حد سے زیادہ احساس ہوتا ہے۔ جب دوسرے لوگ گرمی کی شکایت کر رہے ہوں تو وہ مریض سردی سے کانپ رہا ہوتا ہے۔ مریض کو یوں محسوس ہوتا ہے جیسے اسے برف کی ڈلی پر لٹادیا گیا ہو یا یخ بستہ کمرے میں قید کیا گیا ہو، ایسا اس لئے ہوتا ہے کہ اسے خون کی کمی ہوتی ہے یعنی اس کے جسم میں سرخ خلیات کی تعداد اتنی کم ہوئی ہوتی ہے کہ اس کی جلد تک حرارت پہنچ نہیں پاتی ہے۔

علامت نمبر:۹

سر چکرانا اور۔۔۔: گردوں کی ناکامی سے جسم میں خون کی کمی واقع ہونے سے دماغ کی آکسیجن سپلائی بری طرح متاثر ہوتی ہے جس سے مریض کا سر چکراتا ہے، اسے یوں لگتا ہے جیسے اس کے سر میں گیس بھری ہوئی ہے یا سر خالی خالی سا ہے۔ اسے کسی خاص کام پر توجہ مرکوز کرنے میں سخت دشواری پیش آتی ہے۔ اس کی یادداشت میں خلل پڑتا ہے۔ وہ اکثر چیزیں بھول جاتا ہے۔ اس کی آنکھوں کے سامنے اندھیرا سا چھایا رہتا ہے۔ کانوں میں شور شرابہ ہوتا ہے اور وہ ایک عجیب سی بے قراری محسوس کرتا ہے۔ وہ کوئی کام بھی نہیں کر سکتا ہے۔ اس پر ہر وقت سستی اور کاہلی سی طاری رہتی ہے۔ وہ اپنے آپ سے بے زار ہو جاتا ہے۔

علامت نمبر:۱۰

درد: کمر کے نچلے حصے، پہلو یا ٹانگ میں درد گردوں کی کسی مزمن بیماری کی علامت ہو سکتا ہے۔ کمر کے نچلے حصے میں درد پیٹ کے دونوں طرف (وسط میں) یا متاثرہ

گردہ (دائیں یا بائیں) کے طرف ٹانگ یا کولہو میں درد، گردوں کی بیماری کی طرف اشارہ ہو سکتا ہے۔ گردوں میں اگر کئی رسولیاں ظاہر ہوں اور ان میں اضافی پانی جمع ہو تو درد شروع ہوتا ہے۔ کمر میں درد کے علاوہ رات کو کئی بار باتھ روم جانا پڑتا ہے۔ بعض مریض درد کی شدت سے بستر سے چپک جاتے ہیں۔ بسااوقات رات کے وقت درد اتنا شدید ہوتا ہے کہ عورت ذات کو دردِ زہ کی یاد آتی ہے۔ مریض درد سے بے قرار ہو جاتا ہے اور وہ کروٹیں بدلتا رہتا ہے۔ اسے فوری ضد درد ادویات کی ضرورت پڑتی ہے۔

☆☆☆

ہائی بلڈ پریشر اور ڈیش ڈائیٹ

ہائی بلڈ پریشر ایک خاموش قاتل ہے۔ یہ بڑی خاموشی سے انسان کو ناقص یا ہلاک کر ڈالتا ہے۔ یہ بیماری کسی بھی فرد کو زندگی کے کسی بھی موڑ پر اپنی گرفت میں لے سکتی ہے۔ اس بیماری میں مبتلا مریض برسوں تک کوئی ناراحتی یا علامات محسوس نہیں کرتے ہیں۔ کسی وقت اچانک کسی وجہ سے جب وہ اپنا بلڈ پریشر چیک کرواتے ہیں تو ان پر یہ راز عیاں ہوتا ہے کہ نہ جانے کب سے ایک خاموش قاتل اُن کا پیچھا کر رہا ہے اور وہ بے خبری کے عالم میں زندگی کی شاہراہ پر رواں دواں ہیں۔ وہ پریشانی کے عالم میں کسی دوافروش سے دوائیاں خرید کر اپنے "پریشر" کو کم کرنے کی کوشش کرتے ہیں۔ وہ یہ سمجھتے ہیں کہ صرف دوائیاں لینے سے ہائی بلڈ پریشر کو قابو میں لایا جاسکتا ہے۔ ستم ظریفی یہ کہ محلے کے بزرگ، نقلی پیر فقیر، دوافروش، لوکل ڈاکٹر، نیم حکیم وغیرہ پرہیز کے نام پر انہیں گمراہ کرتے ہیں اور انہیں صرف ادویات استعمال کرنے کا مشورہ دیتے ہیں۔

حقیقت یہ ہے کہ ہائی بلڈ پریشر کو قابو میں رکھنے کے لئے صرف ادویات کا استعمال کافی نہیں بلکہ کئی اور باتوں پر بھی عمل کرنا لازمی ہے۔ ان میں ڈیش ڈائیٹ ایک ایسا غذائی پلان ہے جس پر عمل پیرا ہو کر ہائی بلڈ پریشر کو قابو کیا جاسکتا ہے۔

تحقیق سے ثابت ہوا ہے کہ مناسب و معتدل تغذیہ اور ہائی بلڈ پریشر کا آپس میں گہرا ربط ہے۔ حالیہ تحقیقوں سے یہ بات ثابت ہوئی ہے کہ ایک مخصوص غذا کھانے سے ہائی بلڈ پریشر کو کم کیا جاسکتا ہے۔ یہ مخصوص غذائی پلان اُن لوگوں کے لئے بے حد مفید

ہے جن کا بلڈ پریشر نارمل سے زیادہ ہو۔ علاوہ ازیں یہ غذائی پلان "قلب دوست" بھی ہے یعنی دل کی بیماریوں میں مبتلا مریضوں کے لئے بھی سود مند ہے۔

عام خیال کے برعکس بلڈ پریشر میں معمولی اضافہ (۱۲۰/۸۰ ملی میٹر مرکری سے ۱۳۰/۹۰ ملی میٹر مرکری) بھی صحت کے لئے مضر ہے۔ بلڈ پریشر جتنا بڑھتا جائے انسانی جسم کے لئے اتنی پریشانیاں بڑھتی جاتی ہیں۔

ماضی میں محققین اور سائنس دانوں نے ہائی بلڈ پریشر کو کم کرنے کے لئے مریضوں میں جدا جدا نمکیات و معدنیات آزمائے تاکہ یہ دیکھا جائے کہ کون سی اشیائے خوردنی ہائی بلڈ پریشر کو قابو کرنے میں مددگار ثابت ہوتی ہیں۔ ان

تحقیقات میں مختلف "فوڈ سپلیمنٹس" کا استعمال کیا گیا مگر کوئی خاص نتیجہ برآمد نہیں ہو سکا۔

امریکہ کے نیشنل کنگ ہارٹ اینڈ بلڈ انسٹی چیوٹ میں تعینات ڈاکٹروں نے تحقیق کی جس میں مختلف غذاؤں میں پائے جانے والے مخصوص اجزاء کا براہ راست استعمال کیا گیا اور انتہائی حیران کن نتائج سامنے آئے۔

سائنسی تحقیق ڈیش یعنی غذائی ذریعہ یا وسیلہ سے ہائی بلڈ پریشر کو قابو میں کرنا) سے یہ بات واضح ہو گئی کہ ایک ایسی غذا جس میں "کل چربی" سچوریٹیڈ چربی اور کولسٹرول بہت کم، مگر تازہ سبزیاں اور میوہ جات (تازہ اور خشک) زیادہ ہوں، کے استعمال سے ہائی بلڈ پریشر کو بڑی آسانی سے کم کیا جا سکتا ہے۔ اس مخصوص غذائی پلان میں میگنیشیم، پوٹاشیم، اور کیلشیم کے علاوہ پروٹین اور ریشہ وافر مقدار میں پایا جاتا ہے۔

ڈیش غذائی پلان میں روزانہ صرف ۳ گرام سوڈیم (نمک) استعمال کرنے کی اجازت ہے یعنی تقریباً ۲۰ فیصد اُس تناسب سے کم جو ایک عام امریکی استعمال کرتا ہے۔

تحقیق سے پتہ چلا ہے کہ تازہ سبزیاں اور میوہ جات والے غذائی پلان پر پوری طرح عمل کرنے سے مریضوں کے ہائی بلڈ پریشر میں نمایاں کمی ہوگئی۔ ڈیش ڈائیٹ سے اوسطاً ۶ ملی میٹر مرکری سیسٹولک اور ۳ ملی میٹر ڈایسٹولک بلڈ پریشر کم ہوا۔ دلچسپ بات یہ ہے کہ ڈیش ڈائیٹ پلان شروع کرنے کے صرف دو ہفتوں میں ہائی بلڈ پریشر میں نمایاں کمی واقع ہوئی۔

ڈیش ڈائیٹ پلان پر عمل کرنے سے آپ کا طرزِ خور د و نوش بدل جائے گا۔ ایک دن میں کتنی بار غذا کھائیں گے اس کا دارومدار اس بات پر ہے کہ آپ کو کتنے حرارے (کیلوریز) ضرورت ہیں۔ آپ کا وزن کتنا ہے، آپ کام کیا کرتے ہیں اور آپ کتنی فعال زندگی گذار رہے ہیں۔ جیسا کہ چارٹ سے ظاہر ہے آپ کو روزانہ کئی بار سالم اناج (Cereals) سبزیاں، تازہ اور خشک میوہ جات کھانے ہیں، شاید یہ آپ کی عادت نہ تھی۔ ڈیش ڈائیٹ سے آپ کی غذا میں ریشہ کا کئی گنا اضافہ ہو گا جس سے آپ ڈکار، "بدہضمی" ریاح (پیٹ میں گیس) یا اسہال جیسے علائم محسوس کریں گے۔ ان علائم سے بچنے کے لئے آپ ڈیش ڈائیٹ کی عادت ڈالنے کے لئے اس پر دھیرے دھیرے عمل کریں۔ وقت گذرنے کے ساتھ ساتھ آپ کا نظام ہاضمہ ڈیش ڈائٹ کے ساتھ دوستی کرے گا اور آپ کسی بھی قسم کی ناراحتی محسوس نہیں کریں گے۔ ڈیش ڈائیٹ اُن تمام غذائی اجزاء سے مالامال ہے جو ہائی بلڈ پریشر کو قابو میں رکھنے میں اہم ترین رول ادا کرتے ہیں۔ غذائی اجزاء کی تعداد اس بات پر منحصر ہے کہ آپ دن بھر کتنا کھائیں گے۔ اگر آپ دن میں تقریباً دو ہزار حرارے (کلوریز) لیتے ہیں تو آپ کو درج ذیل غذائی اجزا مختلف مقدار میں میسر ہوں گے۔

پوٹاشیم۔۔۔۴۷۰۰ ملی گرام

میگنیشیم۔۔۔۵۰۰ ملی گرام

کیلشیم۔۔۔۱۲۴۰ ملی گرام

یہ مقدار اس سے تین چار گنا زیادہ ہے جو ایک عام انسان لیتا ہے۔

ڈیش ڈائٹ پلان پر عمل کرنا بالکل آسان ہے اس میں کسی "خاص قسم کی غذاؤں" کو شامل کرنے کی ضرورت نہیں ہے اور نہ ہی پکاتے وقت مخصوص اصولوں پر عمل کرنے کی ضرورت ہے۔ آپ صرف یہ دیکھئے کہ آپ کی روزانہ عادت کیا ہے اور پھر اس میں چارٹ کے حساب سے دھیرے دھیرے تغیر و تبدل کرتے جایئے۔ وقت گذرنے کے ساتھ ساتھ آپ کو خود بخود پتہ چل جائے گا کہ آپ کو کیا کھانا ہے؟ کچھ دنوں تک آپ کو عجیب سا لگے گا اور آپ کچھ چیزیں دوسری چیزوں سے زیادہ یا کم مقدار میں کھائیں گے۔ گھبرایئے نہیں صرف یہ خیال رکھئے کہ ایک ہفتے میں چارٹ کے حساب سے غذا کی مقررہ مقدار ملتی ہے یا نہیں! اور ہاں اگر آپ ہائی بلڈ پریشر کو قابو میں رکھنے کے لئے دوائیوں کا استعمال کر رہے ہیں تو انہیں کسی بھی صورت میں ترک نہ کریں۔۔۔ اگر ایسا کرنا چاہیں تو اپنے معالج سے مشورہ کریں۔۔۔ڈیش ڈائیٹ پر عمل کرنے کے علاوہ ہائی بلڈ پریشر کو کنٹرول میں رکھنے کے لئے روزانہ باقاعدہ ورزش اور عبادت کریں۔

* سگریٹ و تمباکو نوشی سے مکمل پرہیز کریں۔

* اپنا وزن عمر اور قد کے حساب سے اعتدال میں رکھیں۔ وزن زیادہ ہو تو اسے کم کریں۔

* نمک اور کھانڈ کا کم استعمال کریں۔

* ذہنی دباؤ سے بچنے کی کوشش کریں۔

* خون میں چربی (کولسٹرول اور ٹرائی گلسرائیڈ) کی سطح نارمل حدود میں رکھنے کی

کوشش کریں۔

* خون میں شکر کی سطح کو اعتدال میں رکھیں۔ اور

* ایک مرتب، منظم، پاکیزہ اور فعال طرزِ زندگی اپنانے کی کوشش کریں۔

ہائی بلڈ پریشر پر قابو پانے کا غذائی وسیلہ غذا

دفعات روزانہ مقدار غذائی نمونے غذا کی اہمیت و افادیت

سالم اناج اور اناج سے تیار شدہ اشیائے خوردنی

۲ سے آٹھ بار ایک عدد روٹی، ایک کپ اُبالے چاول گندم، جو مکئی کی روٹی، بیکری بریڈ ۲ سلائیس، اوٹس دو کپ دودھ میں دو چمچے توانائی اور ریشہ کا بہترین ذریعہ

سبزیاں ۴ سے ۵ بار ایک کپ سلاد، آدھا کپ پکی ہوئی سبزیاں، ایک گلاس سبزی کا رس ٹماٹر، آلو، پیاز، گاجر، مولی، بروکولی، سبز مٹر، شملہ مرچ، بند گوبھی، پھول گوبھی، پالک، بھنڈی، کرم ساگ، کھیرا، میتھی پوٹاشیم، میگنیشیم اور ریشہ کے بہترین ذرائع

میوہ جات ۳ سے چار بار ایک گلاس فروٹ جوس، ایک عدد میوہ، آدھا کپ تازہ ڈبوں میں بند شدہ میوے سیب، انار، سنگترہ، کیلا، آم، امرود، ناشپاتی، خربوزہ، تربوز، گلاس (چری)، اسٹرابری، انگور، کھجور، مالٹا وٹامن، پوٹاشیم، میگنیشیم اور ریشہ کے بہترین ذرائع

کم چربی والے دودھ سے بنی چیزیں دو بار ایک گلاس دودھ، ایک پیالہ دہی، دو ٹکڑے پنیر ایک فیصد چربی والا دودھ، کم چربی والی ملائی، ، بغیر چربی کے دہی، بنا

چربی کی پنیر، کیلشیم اور پروٹین کے بہترین ذرائع

گوشت، چکن، مچھلی   ایک دو بار تین ٹکڑے (۸۴ گرام) گوشت یا چکن یا مچھلی بغیر چربی کے گوشت کے ٹکڑے، چکن سے کھال اُتار لیں، گوشت، چکن یا مچھلی اُبال کر کھائی جائے، نمک کا استعمال کم کریں (تین گرام روزانہ) پروٹین اور میگنیشیم کے بہترین ذرائع

خشک میوے اور بیج   ہفتے میں چار بار   ۳۰ گرام یا ایک کپ ڈرائی فروٹ اور دو چمچ بیج   اخروٹ، بادام، پستہ، کا جو، مونگ پھلی، سورج مکھی، کدو، خربوزہ، تربوز کے بیج   توانائی کیلشیم، پوٹاشیم، پروٹین اور ریشہ کے بہترین ذرائع۔

استھما کے مریض: موسم سرما میں بچاؤ کی ضرورت

دَمہ (استھما) یونانی لفظ ازما

"AZMA" سے ماخوذ ہے جس کے معنی ہیں "سانس کا پھولنا"۔ چونکہ دمہ میں مبتلا مریض کی سانس پھولتی ہے اور وہ ہانپنے لگتا ہے اس لئے اس بیماری کو استھما کا نام دیا گیا ہے۔ دمہ ایک ایسی کیفیت ہے جس میں مریض پورے طبعی طریقے سے سانس لینے میں دشواری محسوس کرتا ہے اور پیہم کھانسے لگتا ہے جس کی وجہ ہوا کی نالیوں کا سکڑ کر تنگ ہو جانا ہے ۔۔۔ سانس کی نالیوں سے ایک خاص قسم کی آواز "ویز" نکلتی ہے اور مریض کو سانس لینے میں تکلیف اور دشواری محسوس ہوتی ہے چھاتی پر دباؤ محسوس ہوتا ہے اور دمہ کا حملہ شروع ہوتے ہی مریض بے قراری کی حالت میں ہانپنے لگتا ہے، اس کے چہرے سے پریشانی کے آثار ٹپکنے لگتے ہیں اور وہ تازہ ہوا (آکسیجن) کی تلاش میں ہاتھ پیر مارتے ہوئے دکھائی دیتا ہے۔ چند ثانیوں بعد مریض ایک "خصوصی پوزیشن" اختیار کرلیتا ہے جس سے اسے قدرے راحت ملتی ہے اس دوران دوائیوں کا استعمال کرنے سے وہ تھوڑی دیر بعد پھر سے نارمل دکھائی دیتا ہے۔ دمہ کا حملہ کسی وجہ سے کسی بھی وقت ہو سکتا ہے۔ ہر وقت مناسب علاج ملنے سے مریض کو فوری راحت ملتی ہے لیکن کبھی کبھی مریض پے در پے حملوں کا شکار ہوتا ہے۔ اسے سٹیٹس استھمیٹکس کہتے ہیں۔ یہ ایک میڈیکل ایمرجنسی ہے جس کا علاج ہسپتال میں تحت نظر ماہرین کیا جانا ضروری ہے ورنہ یہ

حالت جان لیوا ثابت ہو سکتی ہے۔

دمہ ایک عام بیماری ہے جو کسی بھی عمر میں لاحق ہو سکتی ہے۔ کل آبادی میں دس سے بارہ فیصد بچے اور پانچ سے سات فیصد بڑے اس بیماری میں مبتلا ہوئے ہیں۔ مختلف تحقیقات سے پتہ چلا ہے کہ یہ بیماری زیادہ تر بچوں اور (سن بلوغت سے قبل) نوجوانوں کو اپنی گرفت میں لیتی ہے۔ بچوں میں یہ بیماری یا تو ایک مزمن بیماری کا روپ دھار لیتی ہے یا سن بلوغت کے بعد خود بخود غائب ہو جاتی ہے۔ ایک اور تحقیق کے مطابق ثابت کیا جا چکا ہے کہ اگرچہ یہ بیماری عمر کے کسی بھی موڑ پر گھیر لیتی ہے مگر پچاس فیصد افراد عمر کے دسویں سال سے پہلے ہی اس بیماری میں مبتلا ہوتے ہیں۔ جہاں تک بالغ افراد کا تعلق ہے مرد و زن یکساں طور متاثر ہوتے ہیں مگر بچوں میں لڑکوں، لڑکیوں کا تناسب ۱:۲ ہے یعنی لڑکوں میں یہ بیماری زیادہ پائی جاتی ہے۔

مجموعی طور دمہ کی دو قسمیں ہیں:

۱۔ خارجی، ظاہری یا حساسیتی (الرجی)

۲۔ باطنی، داخلی یا غیر حساسیتی (الرجی)

۱۔ دمہ خارجی، ظاہری یا حساسیتی زیادہ عام ہے جو عام طور پر بچپن میں ہی شروع ہوتا ہے اس قسم کے دمہ میں مبتلا بچے اور ان کے قریبی رشتہ دار کسی خاص قسم کی حساسیت (الرجی) کے شکار ہوتے ہیں۔ ایسے بچوں کو وقتاً فوقتاً مختلف چیزوں کیساتھ الرجی ہوتی ہے۔ جو خاص محرکات خارجی ان کے اندر حساسیت پیدا کرتے ہیں ان میں زرِ گل (پھولوں کا ریزہ) گھروں کے اندر اُٹھنے والے گرد و غبار میں باریک کیڑے مکوڑے، جانوروں کی گندگی، تکیوں اور کمبلوں میں بھرے ہوئے جانوروں کے پر، مختلف قسم کی غذائیں اور کچھ کیمیائی مادے قابل ذکر ہیں۔ یہ چیزیں یا ان کی بو سانس لیتے وقت

پھیپھڑوں میں چلی جاتی ہیں اور حساسیت پیدا ہو جاتی ہے جس سے دمہ کا حملہ شروع ہوتا ہے۔

۲۔ دمہ باطنی، داخلی یا غیر حساسیتی دمہ کی یہ قسم سن بلوغت کے بعد شروع ہوتی ہے اس میں فرد نہ تو خود کسی حساسیت کا شکار ہوتا ہے اور نہ ہی اس کا کوئی قریبی رشتہ کسی خاص حساسیت کا شکار ہوتا ہے۔ ان افراد میں دمہ کا حملہ کسی وائرسی انفکشن کے بعد شروع ہوتا ہے۔ ان افراد میں قابل ذکر محرکات خارجی نہیں ہوتے ہیں لیکن دس فیصد مریض دوائیوں کے لئے حساس بن جاتے ہیں جن میں اسپرین قابل ذکر ہے یعنی اگر یہ لوگ اسپرین استعمال کریں تو ان پر دمہ کا حملہ ہو سکتا ہے۔ یہ دمہ کی ایک اور قسم بھی ہے جو کچھ خاص دوائیاں استعمال کرنے سے شروع ہوتا ہے۔

ان دو قسموں کے علاوہ ایک اور قسم کا دمہ ہے جسے مخلوط قسم کہتے ہیں۔ جس میں مریض نہ اولین اور نہ دائمی قسم میں فٹ ہوتا ہے۔

اب سوال یہ ہے (جو عام طور ڈاکٹروں سے پوچھا جاتا ہے) کہ دمہ اور الرجی میں کیا فرق ہے؟ الرجی یا حساسیت انسانی جسم کے کسی بھی حصہ کا غیر معمولی رد عمل ہے جو کسی بیرونی حالت یا ایجنٹ کی وجہ سے واقع ہوتا ہے جبکہ دمہ نتیجہ ہے الرجی کا جس کا تعلق سانس کی نالیوں سے ہے۔ دمہ جہاں سانس کی نالی اور پھیپھڑوں سے تعلق رکھتا ہے الرجی جسم کے کسی بھی حصہ کا عکس العمل ہو سکتا ہے۔

دمہ (استھما) تشخیص کرنے میں ڈاکٹروں کو کوئی دشواری پیش نہیں آتی۔ مریض کا شرح حال سن کر ظاہری حالت دیکھ کر اور طبی معائنہ کرنے کے بعد ڈاکٹر فوری تشخیص کرتا ہے اور وہ دوائیاں تجویز کرتا ہے۔ دمہ کے مریض کے لئے دوائیاں تجویز کرنے کا مقصد یہ ہوتا ہے کہ مریض کی عام زندگی کے معمولات کو برقرار رکھا جائے اور مرض

کے بار بار کے حملوں کو کم کیا جائے۔ اس کے لئے مریض کو مرض کے متعلق تمام معلومات بہم پہنچانا اشد ضروری ہے۔ دمہ میں حملے کے وجوہات یا مرض میں شدت پیدا کرنے کے اسباب مریض کے لئے جاننا بے حد ضروری ہے تا کہ وہ آئندہ احتیاطی تدابیر پر عمل کر کے اپنے آپ کو پے درپے حملوں سے بچا سکے جو دوائیاں مریض کے لئے تجویز کی جائیں ان پر سختی سے عمل کرنا ضروری ہے اور کبھی بھی کسی بھی صورت میں دوائیوں کی تعداد نہ از خود کم کرے نہ زیادہ اور تب تک دوائیوں کا استعمال جاری کیا جائے جب تک ڈاکٹر ہدایت دے کوئی بھی دوائی ڈاکٹری مشورہ کے بغیر استعمال نہ کرے۔

بچوں کے اسپتال میں کام کرنے والے ماہرین امراضِ اطفال کی متفقہ رائے ہے کہ جو بچے کسی خاص قسم کی الرجی کے شکار ہوں اور دمہ کے مرض میں مبتلا ہوں ان کے لئے سردیوں کے موسم میں احتیاط برتنا لازمی ہے۔ موسم سرما کے آغاز میں درجہ حرارت میں تغیر ہونے کی وجہ سے بچوں میں دمہ کے حملوں میں اضافہ ہوتا ہے۔ ان بچوں کو سردی کے موسم میں (خاص کر صبح و شام کے وقت) گھر سے باہر جانے کی اجازت نہ دی جانی چاہئے اور نہ سڑکوں اور باغوں میں کرکٹ یا کوئی اور کھیل کھیلنے کے لئے اجازت دی جائے۔ اگر گھر سے باہر جانا ناگزیر ہے تو چہرہ (ناک اور منھ) مفلر سے ڈھلک لینے کی ہدایت دی جائے۔ ان بچوں کو فضائی آلودگی، دھوئیں، بو، آلودہ غذائیں اور کیڑے مکوڑوں سے دور رکھنا چاہئے، ایسے بچوں کو کانگڑی کا استعمال نہ کرنے دیا جائے اور جن کمروں میں لکڑی، کوئلہ سے چلنے والی بخاری ہو، وہاں بیٹھنے کی اجازت نہ دی جائے۔ ایسے بچوں کے لئے حمام کی گرمی یا ہیٹر کی گرمی مناسب ہے۔ علاوہ ازیں اس مرض میں مبتلا بچوں کو سردیوں میں مناسب، متوازن اور مقوی غذا کھلائی جائے اور پانی و دیگر مائع جات کا وافر مقدار استعمال کروایا جائے تا کہ وہ نا آبیدگی کے شکار نہ ہوں اور دمے کے حملوں

سے بچ جائیں۔ ہمارے ہاں عموماً ان بچوں کو دودھ، دہی، مکھن، سبزیاں اور میوے نہیں دیئے جاتے ہیں جو کہ ایک غلط روش ہے۔ ان بچوں کو انواع واقسام کی غذائیں کھلانا ضروری ہے تاکہ ان کے جسم کے اندر نظام قوت مدافعت بہتر طور کام کرسکے اور وہ گونا گوں انفکشنز کے شکار نہ ہوں۔ ڈاکٹری لحاظ سے ان بچوں کے لئے کوئی غذائی پابندی نہیں ہے ہاں اگر کسی خاص غذا سے الرجی ہو تو اسے نہ دیا جائے۔ سب سے اہم بات یہ ہے کہ موسم سرما میں ان بچوں کو اکثر سردی، کھانسی، زکام کی شکایت ہوتی ہے اس کے لئے ڈاکٹروں سے مشورہ کرنا ضروری ہے، ڈاکٹری مشورہ کے بغیر کسی بھی صورت میں ان بچوں کو کوئی دوائی نہ دی جائے۔

جوانی کی دہلیز پار کرنے کے بعد جن افراد کو دمہ کی شکایت ہوتی ہے ان کے بارے میں ماہرین معالجین کا ماننا ہے کہ ان مریضوں کے لئے موسم سرما میں کچھ احتیاطی تدابیر پر عمل کرنا ضروری ہے تاکہ ان کی بیماری شدت اختیار نہ کرے۔ ان کے کہنے کے مطابق دمہ میں مبتلا اشخاص سردیوں کے موسم میں صبح وشام گھروں سے باہر نہ جائیں۔ کانگڑی کا استعمال نہ کریں اور جن کمروں میں بخاریوں کا دھواں ہو، وہاں نہ بیٹھیں۔۔۔ تمباکو اور سگریٹ نوشی ہرگز نہ کریں حتیٰ کہ جن کمروں میں دوسرے افراد سگریٹ یا تمباکو نوشی کرتے ہوں، وہاں بھی نہ بیٹھیں۔ ابالا ہوا پانی (نیم گرم پانی) اور دیگر مائع جات کا وافر مقدار میں استعمال کریں، اکثر دیکھا گیا ہے کہ دمہ میں مبتلا مریض پانی بہت کم پیتے ہیں کیونکہ ان کو (خاص کر سردیوں میں) پیاس نہیں لگتی ہے۔ اکثر مریض یہ سوچتے ہیں کہ ان کو صرف اس وقت پانی پینا چاہئے جب ان کو پیاس لگے مگر تحقیق سے پتہ چلا ہے کہ پیاس لگنا اس بات کی یقینی علامت نہیں ہے جس میں نابیدگی، پیدا ہو رہی ہے اکثر ایسا بھی ہوتا ہے کہ نابیدگی کے باوجود بھی پیاس محسوس نہیں ہوتی اور مریض یہ سمجھتے ہیں کہ غذا

کے ساتھ جو مشروبات جسم میں پہنچتے ہیں وہ اسے آبیدہ رکھنے کے لئے کافی ہیں۔ ان مریضوں اور بوڑھے لوگوں میں نابیدگی کا امکان زیادہ ہوتا ہے لہٰذا انہیں اس سلسلے میں بہت محتاط رہنے کی ضرورت ہے۔ پیاس لگے یا نہ لگے، وقفے وقفے سے پانی پیتے رہنا ان مریضوں کے لئے بے حد فائدہ مند ہے۔ اس کے علاوہ ان مریضوں کے لئے طبی نقطہ نظر سے یہ ضروری ہے کہ رات کا کھانا کھاتے ہی فوری لیٹ نہ جائیں بلکہ کھانا کھانے کے بعد کم از کم دو گھنٹے بیٹھے رہیں۔ رہا سوال غذائی پرہیز کا۔ دمہ میں مبتلا مریضوں کے لئے کوئی خاص قسم کی غذا کھانا ضروری نہیں ہے۔ وہ متوازن، مقوی غذا کھالیں تاکہ وہ کمزور ہو کر مختلف عفونتوں کا شکار نہ ہوں۔

ماہرین کے مطابق موسم سرما کے آغاز و اواخر میں دمہ میں مبتلا مریضوں کی تعداد میں خاصا اضافہ ہوتا ہے۔ اسپتال میں بھرتی ہونے والے مریضوں کی تعداد میں کئی گنا اضافہ ہوتا ہے جن میں بیشتر دیہی علاقوں سے تعلق رکھتے ہیں ان کا کہنا ہے کہ موسم سرما میں یخ بستہ ہوا میں ان افراد کے پھیپھڑوں میں چلے جانے سے سانس کی نالی سکڑ کر تنگ ہو جاتی ہیں اور نالیوں کے اندرونی حصوں پر بلغم کی تہیں جم جاتی ہیں اور اس طرح ان کو سانس لینے میں دشواری محسوس ہوتی ہے اور ان پر دمہ کا حملہ شروع ہوتا ہے۔ دوسری وجہ یہ ہے دیہی علاقوں میں کانگڑیوں اور چولہے کے دھوئیں سے کمرے بھر جاتے ہیں جو دمہ کے مریض کے لئے انتہائی مضر ہے۔ اس کے علاوہ دیہی علاقوں میں گھر کے سبھی افراد ایک ہی کمرے میں بیٹھ کر وقت گذارتے ہیں اور اگر کسی ایک کو کوئی انفکشن ہو تو فوری طور دوسروں کے جسموں میں سرایت کر جاتا ہے اور سردیوں میں ان Viral infections سے دمہ کے مرض میں شدت پیدا ہوتی ہے اور دمہ کے حملے شروع ہوتے ہیں۔ ڈاکٹر ملک کے تجربہ کے مطابق دمہ میں مبتلا افراد سردیوں کے موسم میں

مقوی غذا نہیں کھاتے ہیں جس سے ان کے جسم میں کمزوری پیدا ہوتی ہے اور مریض مختلف انفکشنز کا مقابلہ نہیں کر سکتا۔ ان کی بھی رائے ہے کہ دمہ میں مبتلا افراد کو ہر قسم کے میوے اور سبزیاں اپنی غذا میں شامل کرنا ضروری ہے، اسی طرح دودھ، دہی، مکھن گوشت، پنیر کا استعمال بھی ضروری ہے۔

ایک رپورٹ کے مطابق دمہ کی بیماری کی سب سے اہم وجہ سرد ہوا اور دھواں ہے۔ اس کے علاوہ دھول اور مٹی بھی دمے کی وجہ بن سکتی ہے۔ اگر کوئی حجام ہے یا نرسنگ کے شعبے سے وابستہ ہے یا پھر کسی شخص کے کام میں جانوروں وغیرہ کی دیکھ بھال شامل ہے تو کام کے دوران مختلف قسم کے کیمیائی مادوں سے واسطہ پڑتا ہے۔ یہ کیمیائی مادے بھی دمے کی بیماری کا سبب بن سکتے ہیں۔ مثال کے طور پر مہندی وغیرہ، گندم کا آٹا، جانوروں کی گندگی، یہاں تک کہ سرجری میں استعمال ہونے والے دستانوں میں پایا جانے والا عنصر Latex اور کچھ ادویات جن میں پنسلین وغیرہ شامل ہیں یہ سب دمے کی بیماری کا سبب بن سکتے ہیں ایسے افراد اگر دمہ میں مبتلا ہوں تو اس کو پیشہ ورانہ دمہ یا بیماری حرفای کہتے ہیں۔

آج کل دمہ میں مبتلا افراد Inhaler کا استعمال کرتے ہیں۔ ڈاکٹری تحقیق کے مطابق Inhalers کا استعمال دمہ میں مبتلا افراد کے لئے بے حد مفید ہے۔ ان کے استعمال سے مریض اس کا عادی نہیں ہوتا، اس کے مناسب اور موزوں استعمال سے پھیپھڑے متاثر نہیں ہوتے جو دوائیاں سانس کے ذریعے پھیپھڑوں تک پہنچتی ہیں 'وہ مقدار میں بہت کم ہوتی ہیں اور پھر بہت زیادہ پر اثر ہوتی ہیں ان کا ذیلی رد عمل بھی بہت کم ہوتا ہے۔

Inhalers آسانی سے استعمال کئے جاسکتے ہیں اور کم خرچ ہوتے ہیں اور مریض کو

فوری آرام ملتا ہے۔ سردیوں کے موسم میں یہ دمہ میں مبتلا افراد بغیر کسی ہچکچاہٹ کے Inhalers کا استعمال کرسکتے ہیں البتہ ڈاکٹر سے مشورہ کرنا ضروری ہے۔

موسم سرما میں حسب ذیل صورتوں میں ڈاکٹر سے مشورہ کرنا ضروری ہے۔

راہ چلتے اچانک کھانسی شروع ہو جائے، سینے پر دباؤ محسوس ہو اور سانس لینے میں دقت ہو۔

جب باہر سے واپس آکر گھر میں سانس پوری طرح اور آسانی سے نہیں لی جاسکتی ہو اور سانس لیتے ہوئے منھ سے آواز "ویز" نکلتی ہو۔

جب رات کو سانس کی تکلیف یا کھانسی کی وجہ سے نیند میں خلل پڑے اور کھانسی کی وجہ سے بستر سے اٹھنا پڑے۔

جب تھوڑی دور چلنے کے بعد سانس پھولنے سے پریشانی محسوس ہو۔

جب کسی سے بات کرتے وقت دوران گفتگو سینے کے اندر دباؤ سا محسوس ہو

جب دوائیوں کا اثر کم ہو Inhalers بھی اثر نہ کریں اور دوائیاں زیادہ مقدار میں لینا ضروری ہو۔

جب موسم سرما کے آغاز یا اواخر میں مرض شدت اختیار کرے۔

جب سردی، بخار، زکام، کھانسی کی شکایت شروع ہو۔

جب سانس لینے کی انتہائی رفتار میں گراوٹ یعنی کمی واقع ہو۔

جب کسی خاص قسم کا ذہنی دباؤ، کھچاؤ، یا تناؤ محسوس ہو۔

خلاصہ یہ کہ موسم سرما میں دمہ کے مریض اپنے آپ کو یخ بستہ ہواؤں سے بچا کر رکھیں۔ اپنے آپ کو دھول، گرد وغبار اور دھوئیں سے دور رکھیں۔ متوازن اور مقوی غذا کھانے کی عادت ڈالیں۔ میوے اور سبزیاں اور پانی وافر مقدار میں استعمال کریں۔ گھر میں

کسی بھی فرد کو کوئی انفکشن ہو اس کا بروقت اور مناسب علاج کروائیں۔ بچوں کو باہر سڑک پر، میدانوں میں کھیلنے کی اجازت نہ دیں اور اگر آپ دمہ کے مریض ہیں اور کسی وجہ سے پے درپے حملوں کے شکار ہونے لگیں تو فوری نزدیکی ہسپتال جائیں یا کسی ماہر ڈاکٹر کے پاس جاکر علاج کروائیں۔

☆☆☆

"آرتھرائیٹس" وجوہات، اقسام، علاج اور احتیاطی تدابیر

آرتھرائیٹس (آرتھو۔۔۔جوڑ؛ آئیٹس۔۔۔الہام، ورم) یعنی جسم کے کسی جوڑ کا کسی وجہ سے متورم ہونا اور پھر اس جوڑ میں درد، سرخی اور "حرکات میں کمی" کا وجود میں آنے کے بعد کہا جا سکتا ہے کہ آرتھرائیٹس کا آغاز ہو چکا ہے۔ کشمیر میں جوڑوں کی بیماریاں بہت عام ہیں۔ لاکھوں لوگ جوڑوں کی مختلف بیماریوں میں مبتلا ہونے کے بعد ایک فعال زندگی گذارنے میں ناکام ہو جاتے ہیں۔ جب کوئی فرد جوڑوں کی کسی بیماری میں مبتلا ہو جاتا ہے تو وہ علاج و معالجہ کی تلاش میں نکل پڑتا ہے۔ وہ دوافروشوں، "ماہر بزرگوں"، نقلی پیروں فقیروں، نیم حکیموں، غیر سند یافتہ ڈاکٹروں، حکیموں اور ڈاکٹروں سے علاج کرواتے کرواتے تھک جاتا ہے، وہ اپنے خون پسینے کی کمائی کے علاوہ اپنا قیمتی وقت بھی برباد کرتا ہے صرف اس لئے کہ مریض کو اپنے جوڑوں کی بیماری کے متعلق مفصل جانکاری نہیں ملتی ہے۔ ہر قدم پر اس کے جوڑوں کا "بے جوڑ علاج" کیا جاتا ہے، جس سے اس کی متحرک زندگی بری طرح متاثر ہوتی ہے۔ یہاں کے اکثر لوگوں کے چلنے پھرنے، اُٹھنے بیٹھنے، جھکنے، سونے جاگنے، کھانے پینے اور بوجھ اُٹھانے کے انداز غلط ہیں اسی لئے وہ جوڑوں کی مختلف بیماریوں کے شکار ہو جاتے ہیں اور وہ جسمانی، ذہنی، نفسیاتی، سماجی، روحانی اور اقتصادی طور متاثر ہو کر ایک فعال زندگی سے محروم ہو جاتے ہیں۔

میرے مطب میں ایک نوجوان اپنی ماں کے ہمراہ داخل ہوا اور مجھ سے کہا "ڈاکٹر صاحب میری ماں کے جوڑوں میں چار پانچ برس سے درد ہوتا ہے، کئی ڈاکٹروں اور

حکیموں نے اس کا علاج کیا مگر درد دُور نہیں ہوتا ہے۔ انکے سارے Tests بھی کیئے مگر۔۔۔؟ ڈاکٹر صاحب پلیز یہ بتا دیجئے کہ میری ماں کو کون سی بیماری ہے۔۔۔"۔ میں نے اُس نوجوان سے کہا" تمہاری ماں کو " آرتھرائیٹس " ہے۔ اب دیکھنا یہ ہے کہ کس قسم کا آرتھرائیٹس ہے اور۔۔۔ " میری بات کاٹتے ہوئے اُس نے دونوں ہاتھوں کی انگلیوں سے اپنے بالوں کو جھٹکا دیا اور " مُنا بھائی ایم بی بی ایس " کے سنجے دَت کے انداز میں کہا " آرتھرائیٹس بولے تو۔۔۔؟" میں نے اپنے لبوں پر آئی ہوئی ہنسی کو اپنے پیشہ وارانہ پردے کے پیچھے چھپاتے ہوئے اس کی ماں سے ہسٹری پوچھی، اس کا معائنہ کیا اور اُسے اس کی جوڑیوں کی بیماری کے متعلق جانکاری دی۔

آرتھرائیٹس یعنی جوڑوں کا ورم۔۔۔ جب جسم کے کسی جوڑ میں ورم، درد اور سرخی ظاہر ہونے کے علاوہ اس کی کارکردگی بھی اثر انداز ہو تو ڈاکٹری اصطلاح میں اسے آرتھرائیٹس کہا جاتا ہے۔ جہاں دو ہڈیوں کا ملن ہوتا ہے وہاں جوڑ بنتا ہے، دو ہڈیاں عاشق و معشوق کی طرح گلے نہیں ملتی ہیں کیونکہ ان کے درمیان قدرت نے ذرا سی دوری رکھی ہے۔ ان کے درمیان غضروف اور ایک دراڑ ہوتی ہے جس میں ایک محلول ہوتا ہے جسے سینووئل محلول کہا جاتا ہے، یہ جوڑوں کی حرکات میں معاونت کرتا ہے۔ ہمارے جسم میں قدرت نے حسبِ ضرورت جوڑ بنائے ہیں اسی لئے انسانی جسم میں سینکڑوں قسم کے جوڑ ہیں جو اپنی جگہ اور ساخت کی وجہ سے ہر وقت دباؤ میں رہتے ہیں، انہیں چوٹ لگنے سے " صدمہ " پہنچتا ہے، کسی اندرونی یا بیرونی بیماری سے اثر انداز ہوتے ہیں یا پھر خود انسان اُن کی توہین کرتا ہے اور انہیں چیخنے چلانے یا روٹھنے پر مجبور کرتا ہے۔ جوڑ میں ورم ہو سکتا ہے، وہ ٹوٹ بھی سکتا ہے، اپنی جگہ سے ہل بھی سکتا ہے، زخمی ہو سکتا ہے یا صرف ملتہب ہو سکتا ہے۔

آرتھرائیٹس کسی بھی فرد کو زندگی کے کسی بھی موڑ پر اپنی گرفت میں لے سکتا ہے لیکن کچھ خطراتی محرکات ہیں جو آرتھرائیٹس میں مبتلا ہونے کے لئے راہ ہموار کرتے ہیں۔

وہ محرکات جن کو بدلا نہیں جا سکتا

عمر رسیدگی

عمر کا سورج ڈھلنے کے ساتھ ساتھ آرتھرائیٹس میں مبتلا ہونے کے امکانات میں کئی گنا اضافہ ہوتا ہے۔

جنس

اکثر اقسام کے آرتھرائیٹس صنف نازک کو اپنا شکار بناتے ہیں مگر نقرس مردوں کی بیماری ہے وہ بھی اُن مردوں کی جو بہت ذہین ہوتے ہیں۔

موروثی

کچھ قسم کے آرتھرائیٹس موروثی ہوتے ہیں جیسے کہ رتج ہار اور انکولایزنگ سپانڈولائیٹس اور ایس ایل وی وغیرہ۔

وہ محرکات جن کو بدلا جاسکتا ہے

موٹاپا اور اضافی وزن

موٹاپا اور وزن میں اضافہ ہونے سے اوسٹیو آرتھرائیٹس (گھٹنوں کے جوڑوں کا ورم) میں مبتلا ہونے کے امکانات واضح ہو جاتے ہیں۔

جوڑوں کا زخمی ہونا

اگر کسی جوڑ کو کسی وجہ سے صدمہ پہنچا تو آرتھرائیٹس ہو سکتا ہے۔

پیشہ

آرتھرائیٹس کے کچھ اقسام براہ راست انسان کے پیشہ سے تعلق رکھتے ہیں جیسے کہ اکثر نانوائی اوسٹیو آرتھرائیٹس میں مبتلا ہوتے ہیں کیونکہ وہ روزانہ گھٹنوں کا حد سے زیادہ استعمال کرتے ہیں۔

وجوہات: (آرتھرائیٹس کے وجوہات)

ا۔ عفونت (انفکشن)۔

ریوماٹیک بخار

جراثیمی انفکشن

ٹی بی (تب دق، سبل)

جنسی بیماریاں (سوزاک، آتشک)

۲۔ نقائصِ مٹابولزم

نقرس

کیلشیم پیروفاسفیٹ کریسٹل بیماری

۳۔ خود مصنون بیماری (Auto Immune Disease)

رتیح ہار

ایس ایل ای

انکولایزنگ سپانڈولائیٹس

۴۔ جلد کی بیماری

سوریسز

۵۔ نسوں کا کمزور ہونا (نیوروپیتھی)

شار کو جوڑ

جوڑ کو چوٹ لگنا۔

۶۔ داخلی غدودوں کی بیماریاں

ایکرومیگالی اور دوسری بیماریاں

آرتھرائیٹس کے اقسام

۱۔ سپٹک آرتھرائیٹس

۲۔ حساسیتی (الرجک)

۳۔ جراثیمی آرتھرائیٹس

۴۔ انٹروپیتھک (آنتوں سے وابستہ) آرتھرائیٹس

۵۔ نقرسی آرتھرائیٹس

۶۔ لائم آرتھرائیٹس

۷۔ سوزاکی اور آتشکی آرتھرائیٹس

۸۔ ٹی بی آرتھرائیٹس

۹۔ ریح ہار (ریموٹائیڈ آرتھرائیٹس)

۱۰۔ اوسٹیو آرتھرائیٹس

۱۱۔ جلدی آرتھرائیٹس

۱۲۔ غیر مشخص شدہ آرتھرائیٹس

کشمیر میں ریح ہار، گاؤٹ اور اوسٹیو آرتھرائیٹس کی شرح بہت زیادہ ہے۔

علامات

علامات اور نشانیاں اس بات پر منحصر ہیں کہ جسم کا کون سا جوڑ اثر انداز ہوا ہے۔

عمومی طور متاثرہ جوڑ میں درد، سوجن اور اکڑاہٹ ہوتی ہے۔ علامات دھیرے دھیرے یا

اچانک شروع ہو سکتے ہیں۔ آرتھرائیٹس ایک طویل مدتی بیماری ہے اس لئے علامات کبھی ظاہر ہوتے ہیں کبھی غائب ہو جاتے ہیں اور کبھی مریض کو بہت دیر تک ستاتے ہیں۔

کیا آرتھرائیٹس سے بچا جا سکتا ہے؟

آرتھرائیٹس کے کچھ اقسام سے بچنا ممکن ہے لیکن وزن اعتدال میں رکھنے اور جوڑوں کا صحیح استعمال کرنے سے اوسٹیو آرتھرائیٹس سے بچا جا سکتا ہے۔ اپنے جوڑوں کی توہین نہ کرنے میں ہی عافیت ہے۔ ایک منظم اور پاکیزہ طرزِ زندگی گذارنے اور مناسب و مقوی غذا (کم مقدار میں) کھانے سے نقرسی آرتھرائیٹس سے بچا جا سکتا ہے۔ کسی بھی قسم کی انفکشن کا بروقت صحیح علاج کروانے سے عفونتی آرتھرائیٹس سے بچنا ممکن ہے۔

تشخیص

* مریض کا مکمل شرحِ حال (ہسٹری) علامات کی مکمل جانکاری۔
* معائنہ عمومی اور جوڑوں کا معائنہ
* خون کے Tests
* ایکسرے
* سی ٹی اسکین اور ایم آر آئی

علاج

آرتھرائیٹس کا علاج بنیادی وجہ کو مد نظر رکھ کر کیا جاتا ہے۔ علاج کا مقصد درد کم کرنا اور جوڑوں کو بچانا ہے تاکہ مریض ایک فعال اور خوشحال زندگی گذار سکے۔

ادویات

* فیزیکل اور اوکوپیشنل تھراپی

* جوڑوں کے ارد گرد "سہارے"

* مریض کو بیماری کے متعلق مفصل جانکاری (خود اعتمادیٰ)

* وزن اعتدال میں رکھنا۔

* جراحی (سرجری)

آرتھرائیٹس کے مریض کیا کریں؟

جتنی جلدی ہوسکے اپنے جوڑوں کے مرض کی بنیادی وجہ معلوم کریں۔ اپنے معالج سے اپنی بیماری کی وجہ، ادویات اور احتیاطی تدابیر کے متعلق صد در صد جانکاری حاصل کریں۔

* چلتے رہیے، ایک فعال زندگی گذارنے کی ہر ممکن کوشش کریں۔ روزانہ آدھ گھنٹہ پیدل چلنے کی عادت پیدا کریں۔ اگر چلنے میں زیادہ تکلیف ہو تو کسی فیزیوتھراپسٹ سے مشورہ کریں۔

* اپنا وزن اعتدال میں رکھیں۔ وزن اعتدال میں رکھنے سے اسٹیو آرتھرائیٹس سے بچا جاسکتا ہے۔

* مناسب، متوازن غذا کھایا کریں۔ اپنی غذا میں تازہ سبزیاں، تازہ میوہ جات وافر مقدار میں شامل کریں۔

* اپنے جوڑوں کو بچائے رکھیں۔ ان کی "بے عزتی" نہ کریں۔

* کسی ماہر معالج سے مشورہ کریں۔ کسی بھی صورت میں غیر سند یافتہ نقلی ڈاکٹروں یا دوافروشوں کی تجویز کردہ ادویات استعمال نہ کریں۔ ادویات شروع کرنے سے پہلے ان کے جانبی اثرات کے متعلق تفصیلات حاصل کریں کیونکہ یہ ادویات کافی دیر تک استعمال کرنا پڑتی ہیں۔

احساسِ تنہائی۔۔ کیا چھٹکارہ ممکن ہے؟

تنہائی کبھی نعمت ہے تو کبھی مصیبت۔ ادیبوں اور شاعروں نے تنہائی کو غنیمت سے تعبیر کیا ہے کیونکہ ہر وقت انہیں کوئی نہ کوئی خیال گھیرے رہتا ہے، لہٰذا تنہائی کہاں ؟تنہائی کیا ہے ؟اس بات کا دارومدار انسان کی سوچ پر ہے۔ بعض لوگ تنہائی کے لمحات ڈھونڈنے میں ساری زندگی صرف کرتے ہیں اور کچھ لوگ تنہائی کی ناگن کے ساتھ لڑتے لڑتے زندگی بتاتے ہیں۔ تنہائی کی سب سے بڑی خصوصیت یہ ہے کہ انسان دنیا میں تنہا آتا ہے اور تنہا ہی دنیا سے چلا جاتا ہے۔ مشہور و معروف شاعر حکیم مومن خان مومن نے اپنے ایک لافانی شعر سے خود کو ہی نہیں تنہائی کو بھی لازوال بنادیا ہے۔ شعر یوں ہے۔

تم میرے پاس ہوتے ہو گویا
جب کوئی دوسرا نہیں ہوتا

انسان اکیلا ہو سکتا ہے لیکن یہ ضروری نہیں کہ وہ احساسِ تنہائی کا شکار ہو۔ احساسِ تنہائی اس وقت شروع ہوتا ہے جب ایک انسان اپنے آپ کو سماجی طور ٹھکرایا ہوا اور علیحدہ تصور کرنے لگے، وہ رشتہ داروں، دوست واحباب کی کمی محسوس کرنے لگے۔ ایسے انسان کے لئے تنہائی کا مطلب ہوتا ہے، میرا کوئی نہیں ہے اور میں کسی کا نہیں ہوں۔

جیسے مرزا غالب فرما گئے ہیں

رہیئے اب ایسی جگہ چل کر جہاں کوئی نہ ہو
ہم سخن کوئی نہ ہو اور ہم زبان کوئی نہ ہو

بے در و دیوار سا اک گھر بنانا چاہئے
کوئی ہمسایہ نہ ہو اور پاسبان کوئی نہ ہو
پڑیئے گر بیمار تو کوئی نہ ہو تیماردار
اور اگر مر جایئے تو نوحہ خوان کوئی نہ ہو

کچھ لوگوں کو نیند کی دیوی سے عشق کرنے کے لئے وسیع و عریض کمرہ ہی نہیں ایک بڑی حویلی بھی کم پڑتی دکھائی دیتی ہے اور کچھ لوگ در و دیوار کے بغیر گھروں میں زندگی گزارنے کو ترجیح دیتے ہیں۔ ایسے لوگ اپنی زندگی کے مخصوص دائرے میں قید رہتے ہیں اور اپنا وقت صرف "اپنے ساتھ" گزارنے میں راحت محسوس کرتے ہیں۔ جو لوگ احساسِ کمتری کے شکار ہوتے ہیں ان میں گھر کی چار دیواری میں قید عورتیں، عمر رسیدہ بے سہارا بزرگ، بچے جن کے والدین صبح سے شام تک گھر سے باہر کام میں مصروف ہوں، تلاش معاش میں گھر یا وطن سے دور لوگ اور طلاق شدہ مرد یا عورتیں شامل ہیں۔ مشترکہ کنبوں کے بکھر جانے سے احساس کمتری میں مبتلا افراد کی تعداد میں تشویشناک حد تک اضافہ ہوا ہے۔ ایسے کنبوں میں ایک دوسرے کو سہارا دینے کے لئے دوسے زیادہ افراد موجود ہوا کرتے تھے مگر آج کل بڑے بڑے عالیشان مکانوں میں سہارا دینے کے لئے کوئی موجود نہیں ہوتا ہے۔ اس لئے احساسِ تنہائی میں مبتلا افراد کی تعداد میں روز افزوں اضافہ ہوتا جا رہا ہے۔

تحقیقات سے ثابت ہوا ہے کہ تنہائی کا احساس انسان کی صحت کے لئے ضرر رساں ہو سکتا ہے۔ ایک یونیورسٹی میں کی گئی تحقیق سے ثابت ہوا ہے کہ جو طلباء دوستوں سے ملنے جلنے کی بجائے تن تنہا زندگی گزارنے کی عادی تھے ان کا نظامِ قوتِ مدافعت اُن طلباء کے مقابلے میں بے حد ضعیف تھا جو اپنا وقت دوستوں کے ساتھ ہنسی مذاق، کھیل کود اور

تفریح میں گزارنے کے عادی تھے۔ اسی تحقیق سے یہ بھی ثابت ہوا ہے کہ کچھ طالب علم دوستوں کے درمیان رہ کر بھی احساسِ تنہائی کے شکار تھے، ایسے طلباء میں سے بیشتر نیند میں دائمی خلل کے بھی شکار تھے۔

احساسِ تنہائی کے شکار لوگ ہر وقت ذہنی دباؤ میں مبتلا ہوتے ہیں۔ ان کا فشار خون بڑی تیزی سے بلندیوں کو چھوتا ہے اور دوائیوں کے استعمال سے بھی کم نہیں ہوتا ہے۔ علاوہ ازیں ان کے جسم میں کولیسٹرول اور سیٹرس ہارمون کورٹیزول کی تعداد طبی تعداد سے زیادہ ہوتی ہے۔ محققین کا کہنا ہے کہ ایسے لوگ پریشانی، مایوسی اور افسردگی جیسے نفسیاتی امراض میں مبتلا ہو جاتے ہیں۔ مگر محققین نے اس بات پر زور دیا ہے کہ سماجی علیحدگی اور احساسِ تنہائی میں فرق واضح کرنا لازمی ہے۔ اپنی مرضی سے سماجی علیحدگی اختیار کرنے کا مطلب یہ نہیں کہ فرد احساسِ تنہائی کا شکار ہو۔ سماجی زندگی سے کنارہ کشی کا مطلب نہیں کہ فرد کو احساسِ تنہائی بھی ہو۔ سماجی زندگی سے دُوری اختیار کرنا فرد کا اپنا فیصلہ ہوتا ہے جبکہ احساسِ تنہائی ایک مخصوص ذہنی کیفیت ہے۔ کچھ لوگ "لوگوں کے سیلاب" سے دور اپنی ایک الگ دنیا بسا کر اطمینان کا سانس لیتے ہیں۔ ایسے لوگوں کے نفسیاتی عوارض میں مبتلا ہونے کے امکانات بھی کم ہوتے ہیں۔ مسٹر نیکم کا کہنا ہے "میں کبھی کبھار دوستوں کے ساتھ تفریح کے لئے جانا چاہتا ہوں لیکن اگر کسی وجہ سے میں نہ جا سکا تو میں اپنے گھر میں تنہا کمرے میں اپنے آپ کو مختلف مشاغل میں مشغول رکھتا ہوں اور بالکل تازہ، توانا اور مسرور رہتا ہوں"۔

احساسِ تنہائی میں مبتلا ہونے کا مطلب "اکیلا" ہونا نہیں ہے۔ مثال کے طور پر ایک شخص کسی بھیڑ یا جشن میں بھی اپنے آپ کو تنہا محسوس کرتا ہے اور کوئی شخص اکیلا ہونے کے باوجود بھی تنہائی کے احساس کا شکار نہیں ہوتا۔

احساسِ تنہائی ایک ایسی درد بھری ذہنی کیفیت ہے جس میں مبتلا شخص اپنے آپ کو سماجی زنجیر سے "کٹا ہوا" حلقہ محسوس کر کے یہ سوچنے لگتا ہے کہ اس کی بنیادی اور ضروری خواہشات کو پورا کرنے میں کوئی بھی شخص دلچسپی نہیں لے رہا ہے۔ اس لئے یہ ایک نفسیاتی عارضہ ہے۔ جب احساسِ تنہائی کسی بھی شخص کو اپنی گرفت میں لیتا ہے تو۔۔۔۔۔

☆وہ محسوس کرتا ہے کہ اسے "محفل" سے نکالا گیا ہے۔

☆اس کا کوئی چاہنے والا نہیں ہے۔

☆وہ اپنے ماحول میں اپنے آپ کو بیگانہ محسوس کرتا ہے۔

☆ اسے یوں لگتا ہے کہ ایسا کوئی شخص نہیں جس کے ساتھ وہ اپنے تجربات، احساسات اور دکھ درد بانٹ سکے۔

☆اسے دوست بنانے میں دشواری پیش آتی ہے۔ وہ کسی اجنبی کے ساتھ سلام وعلیک کی حد سے آگے نہیں بڑھ سکتا ہے۔

اور پھر اِن کے منفی اثرات یوں ظاہر ہوتے ہیں۔

☆احساسِ تنہائی کا شکار فرد احساس کمتری میں مبتلا ہو جاتا ہے۔

☆اسے ہر وقت یہ خیال ستاتا ہے کہ "یہاں کسی کو بھی میری ضرورت نہیں ہے"۔

☆وہ دعوتوں اور محفلوں میں جانے سے گھبراتا ہے۔

☆وہ 'خود پسندی' اور 'خود آگہی' کے وہم میں مبتلا ہو جاتا ہے۔

☆وہ کوشش کے باوجود بھی اپنے جذبات اور احساسات بیان نہیں کر سکتا ہے۔

☆وہ دوسروں سے ہم کلام ہونے سے کتراتا ہے۔

☆وہ اپنے مسائل و مشکلات کسی دوسرے سے بیان کرنے میں ہچکچاہٹ محسوس کرتا ہے۔

☆وہ ایک مخصوص اور تنگ دائرے میں مقید ہو کے رہ جاتا ہے۔

اور پھر وہ 'موجودہ جگہ' یا ماحول سے راہِ فرار اختیار کرتا ہے۔ مثلاً اگر وہ والدین کے ساتھ رہتا ہو تو اچانک کسی وقت بناء سوچے سمجھے گھر سے بھاگ کر کسی اور جگہ پناہ لیتا ہے، اس وقت وہ یہ بھی نہیں سوچتا کہ اُسے مستقبل میں کن مشکلات و مسائل کا سامنا کرنا پڑے گا، اسی لئے گھر سے دُور رہ کر ایسے نوجوان ایسی غلطیوں کے مرتکب ہو جاتے ہیں جن کا خمیازہ انہیں عمر بھر بھگتنا پڑتا ہے۔

احساسِ تنہائی سے چھٹکارا پایا جا سکتا ہے لیکن یہ فرد کی اپنی ذات پر منحصر ہے۔ اپنے بارے میں اچھی اور مثبت رائے قائم کر کے اپنی خود اعتمادی کو بڑھاوا دیا جا سکتا ہے۔ ایک نوجوان ڈاکٹر کا اپنے بارے میں یوں کہنا ہے۔

"جب میں اپنا وطن چھوڑ کر، ایران چلا گیا تو وہاں کے نئے ماحول میں ہر لمحہ مجھے اپنی ذات عجیب اور بیگانہ سی لگتی تھی۔ چونکہ میں وہاں کے لوگوں کی زبان سے واقف نہیں تھا، اس لئے مجھے ہر وقت یوں محسوس ہو رہا تھا جیسے میں گونگا ہوں اور کسی کے سامنے اپنے احساسات اور جذبات کا اظہار نہیں کر سکتا۔ میرا دَم گھٹنے لگا اور میں ہر وقت راہِ فرار تلاش کرنے لگا لیکن ایسا ناممکن تھا۔۔۔ اچانک میں نے اپنے بارے میں ایک مثبت رائے قائم کر لی اور میں نے سوچا کہ مجھے کسی بھی طرح احساسِ تنہائی سے چھٹکارا پانے کی سعی کرنا چاہئے۔ مجھے خیال آیا کہ ایک انسان صرف اپنی زبان سے اپنے خیالات، احساسات اور جذبات کا اظہار کر سکتا ہے، اسی لئے میں نے چند ملازموں کی مدد سے صرف تین ماہ میں فارسی زبان سیکھی اور میں نے ہر ایک کے ساتھ تبادلۂ خیالات کرنا شروع کیا اور جب میں

نے "زبان کی" مدد سے اپنے اندر کے انسان کے احساسات اور جذبات کو ظاہر کیا تو میں نے احساسِ تنہائی سے چھٹکارا پا لیا"۔ اسی نوجوان ڈاکٹر کی طرح آپ کو بھی ایک لائحہ عمل مرتب کر کے احساسِ تنہائی سے نجات حاصل کرنا ہو گا۔ آپ کو یہ جاننا اور سمجھنا ہو گا کہ آپ احساسِ تنہائی کے شکار کیوں ہو چکے ہیں اور جب آپ کو "وجہ" معلوم ہو تو کوئی نہ کوئی حل ضرور نکل آئے گا۔ آپ اپنی منفی سوچ کو مثبت انداز میں بدلنے کے لئے کوشش شروع کریں۔۔۔ صبر و ہمت کا دامن مضبوطی سے تھام کر سماجی، ماحولیاتی، ذہنی اور جسمانی تبدیلیوں کے ساتھ سمجھوتہ کرنا شروع کریں۔ اس میں کافی وقت لگ سکتا ہے۔ آپ حوصلہ بر قرار رکھئے، کسی معجزہ کی توقع نہ کریں، راتوں رات کوئی تبدیلی رونما نہیں ہوتی ہے۔

اپنے آپ پر قابو رکھیں اور احساسِ تنہائی سے چھٹکارا پانے کے لئے۔۔۔۔

☆ سب سے پہلے اپنی بنیادی ضروریات، دلچسپیوں اور چاہتوں کی شناخت کر لیں ۔۔۔ محترمہ فاطمہ جی کہتی ہیں۔ "شادی کے ایک برس بعد مجھے پتہ چلا کہ میں کبھی ماں نہیں بن سکوں گی۔ زندگی میں مجھے اگر کسی چیز سے جنون کی حد تک عشق تھا تو وہ "بچے" تھے اور میں اسی نعمت سے محروم ہو گئی تھی۔ میرے شوہر نے مجھے طلاق دی اور میں زندگی کے لق و دق صحرا میں تنہا بھٹکنے لگی۔ احساسِ تنہائی کا زہر میری رگوں میں سرایت کرنے لگا اور میں ڈپریشن میں مبتلا ہونے لگی۔ ایک ماہر سماجیات اور مشیر نے مجھے مشورہ دیا کہ میں کسی سکول میں نوکری کر لوں اور میں نے یہی کیا۔۔۔ سکول میں نوکری کرنے کے بعد میں بچوں کے درمیان سب کچھ بھول گئی اور احساسِ تنہائی کی قید سے آزاد ہو گئی"۔

☆ اگر آپ کے سینے میں درد بھرا دل ہے اور دوسروں کے ساتھ دُکھ درد بانٹنے کے لئے تیار ہیں تو کسی غیر سرکاری تنظیم میں داؤ طلبانہ خدمات پیش کر کے احساسِ تنہائی سے

نجات حاصل کر سکتے ہیں۔ دوسروں کی مدد کرنے سے آپ کو بے پناہ مسرت کا احساس ہو گا اور آپ کی خود اعتمادی بڑھ جائے گی۔

☆کچھ لوگ حد سے زیادہ حساس ہوتے ہیں، وہ دوسروں کی زرا سی تنقید یا "چوٹ" سے دل برداشتہ ہو جاتے ہیں۔ دوسروں کا ہدفِ تنقید بن جانے کے بعد گھبرائیے مت، اپنے آپ کو الگ تھلگ نہ کریں۔ صرف یہ دیکھیں اگر تنقید میں سچائی ہے تو اپنی اصلاح کرنے کی کوشش کریں اور اگر تنقید بے جا ہے تو اُسے بھول جائیں۔

☆جب احساسِ تنہائی کا زہر آپ کی روح کو تڑپانے لگے تو اپنے مسائل اور مشکلات کے بارے میں سوچنے کی بجائے کوئی کام کرنا شروع کریں۔ عبادت کریں، مطالعہ سے دل بہلائیں، کوئی فلم یا ٹی وی سیریل دیکھیں، کسی آشنا کو خط لکھیں یا ای میل کریں۔۔۔یا گھر سے نکل کر کوئی ورزش کریں۔

☆ایک ڈائری پر، بنا سوچ سمجھے اپنے منتشر خیالات قلمبند کر لیں۔۔۔جو کچھ بھی آپ کے ذہن میں آتا ہے اسے صفحہ قرطاس پر بکھیرتے جائیں۔ ایسا کرنے سے آپ اپنی تنہائی کے الجھے ہوئے جال سے باہر آنے میں کامیاب ہوں گے۔ ماہر امراض نفسیات کہتے ہیں کہ ہر روز ڈائری لکھنے والے افراد بہت سارے نفسیاتی مسائل میں مبتلا ہونے سے بچ سکتے ہیں کیونکہ ڈائری میں اپنے خیالات "ظاہر" کرنے سے دل کا درد کاغذ کے صفحوں پر اُمڈ آتا ہے اور دل و دماغ سے تنہائی کے بادل چھٹ جاتے ہیں۔

☆زندگی سے لطف اندوز ہونے کے لئے کسی "فن" میں مہارت حاصل کرنے کی کوشش کریں۔ آج کل انٹرنیٹ، یا "ڈسٹنس ایجوکیشن" کے ذریعے شخصیت نکھارنے کے کورسز دستیاب ہیں، ان سے استفادہ حاصل کریں۔

☆اگر آپ کسی دوسرے شخص کو پسندیدہ نظروں سے دیکھنے لگے تو اس انتظار میں

وقت ضائع نہ کریں کہ وہ آکر آپ کے ساتھ گفتگو شروع کرے گا۔۔۔ آپ پہل کریں، اس کی آنکھوں میں آنکھیں ڈال کر مسکرائیں اپنا تعارف کرا کے اس سے باتیں شروع کریں۔

☆ اختلافِ رائے قبول کرنا اپنی عادت بنالیں۔۔۔ اگر کوئی آپ کی رائے سے اتفاق نہ کرے تو اس سے بد دل یا بد ظن آ ہو کر اپنی ذات کے مخصوص دائرے میں مقید نہ ہو جایئے۔ ہر انسان کا اپنا ایک الگ انداز ہوتا ہے، اس لئے کسی بات پر تضاد کی وجہ سے کسی کو رڈ کرنا نادانی ہے۔ اپنے دل و دماغ کے دریچے ہر وقت کھلا رکھیں اور دوسروں کی آراء کا احترام کرنا سیکھیں۔ اس سے آپ کے ذہن کا افق ایک نئی روشنی سے منّور ہو جائے گا اور آپ کا طرزِ فکر بدل جانے سے آپ کی شخصیت میں نکھار آجائے گا۔ اور آپ احساسِ تنہائی کی قید سے رہائی پانے میں کامیاب ہوں گے۔

☆ دوسروں کے بارے میں آپ صرف "اندازہ" لگا سکتے ہیں کہ وہ کیا ہیں اور کیا چاہتے ہیں مگر اپنے بارے میں آپ کی رائے حتمی ہوگی۔ اس لئے اپنے اندر کے انسان کو جگا کر، اسے دوسروں سے ملنے جلنے کے لئے آمادہ کرلیں۔۔۔ یہ کام ذرا مشکل ہے مگر بار بار ایسا کرنے سے آپ مہارت حاصل کرنے میں کامیاب ہوں گے اور ایک وقت ایسا آئے گا کہ احساسِ تنہائی کی پر چھائیاں بھی آپ کو چھو نہ سکیں گی۔

دورِ جدید میں ٹیکنالوجی نے کرہ ارض کو سمیٹ کے رکھ دیا ہے۔ ٹی وی، کمپیوٹر، سل فون وغیرہ نے سماجی علیحدگی کو بڑھاوا دیا ہے۔ اکثر لوگوں کو یہ جدید ترین سہولیات میسر ہیں اس لئے سبھی اپنی دنیا میں اپنی زندگی کے دائرے میں اپنی ذات میں گم ہیں۔ وہ زمانہ گیا جب مشترکہ کنبے ایک ساتھ کھاتے، پیتے، ہنستے اور روتے تھے، ایک دوسرے کا سہار بنتے تھے، وہ تو اب ماضی کی باتیں ہیں۔ اس لئے دورِ حاضر میں یہ ضروری ہے کہ آپ خود

اپنی دنیا بسالیں مگر اس میں اوروں کو بھی شریک کرلیں، کوئی آپ کی طرف قدم نہیں بڑھاتا تو آپ ہی پہل کریں تاکہ تنہائی کا زہر آپ کی روح کو ناکارہ نہ بنا سکے کیونکہ روح کی تنہائی نہایت خطرناک ہے۔ پوری زندگی میں خلاء کا احساس ہوتا ہے۔ روح کے گوشے میں نہ کوئی سائنس دان پہنچ سکتا ہے نہ ماہر نفسیات۔ صرف آپ اپنی روح کے مالک اور جانکار ہیں، اس لئے اس کا خیال رکھیں۔۔۔ اگر آپ کا احساسِ تنہائی کسی بھی طرح آپ کا پیچھا نہیں چھوڑتا اور اس میں دن بدن اضافہ ہوتا ہے تو کسی ماہر امراضِ نفسیات سے رجوع کریں کیونکہ لگتا ہے اب یہ احساس آپ کے لئے ایک نفسیاتی مسئلہ بن چکا ہے جس کے لئے علاج کروانا ضروری ہے۔

آخر میں ایک بات تنہائی میں سن لیجئے، میں نے یہ مضمون تن تنہا تنہائی میں لکھا ہے۔ آپ بھی اسے تن تنہا تنہائی میں پڑھ لیں۔۔۔ مگر پڑھنے کے بعد تنہائی کے دائرے سے نکل کر دیکھ لیں کہ کہیں آپ، یا گھر کا کوئی فرد، کوئی دوست، رشتہ دار احساسِ تنہائی کے بوجھ تلے دبا ہوا تو نہیں۔۔۔ اس کی مدد کریں۔۔۔ اس کی تنہائی کے ساتھ ساتھ آپ کی تنہائی بھی دُور بھاگ جائے گی۔

☆☆☆

کیا حساسیت لا علاج مرض ہے؟

کیا آپ کو بار بار چھینکنا پڑتا ہے؟ یہ حساسیتِ بنی یعنی ناک کی الرجی ہو سکتی ہے۔ کیا آپ کا دَم گھٹتا ہے، سانس لینے میں دشواری محسوس ہوتی ہے۔ شاید حساسیت کی وجہ سے پھیپھڑوں کی نالیاں متورم ہو چکی ہیں۔

کیا آپ کے چہرے، بازو، ٹانگوں یا جسم کے کسی اور حصہ پر سرخی (جلن اور ورم) چھائی ہوئی ہے، یہ شاید جِلد کی حساسیت ہے۔

کیا چنے، انڈے کی سفیدی یا پیسٹری کھانے کے بعد آپ کو اسہال استفراغ کی شکایت لاحق ہو گئی۔۔۔ یہ شاید غذائی حساسیت ہے۔

حساسیت کی "غیر معروف" دنیا میں داخل ہونے کے بعد یہ بات عیاں ہو جاتی ہے کہ حساسیت کرۂ ارض پر رہنے والے بنی نوع انسان کو بلا لحاظ عمر، رنگ و نسل، مذہب، فرقہ و جنس اپنی لپیٹ میں لے لیتی ہے۔ یہ انسان کے لئے ایک مزمن اور ناراحت کنندہ مسئلہ ہے۔ ڈاکٹروں کی رائے ہے کہ ہر پانچواں کشمیری کسی نہ کسی قسم کی حساسیت کا شکار ہے۔ اگر آپ حساسیت میں مبتلا ہیں یا اس کا شکار رہ چکے ہیں تو آپ بخوبی جانتے ہوں گے۔ یہ انسان کو نیند جیسی نعمت سے محروم کرتی ہے۔ وہ سکول، کالج، دفتر یا گھروں میں اپنا کام تن دہی اور دلجمعی سے انجام نہیں دے سکتا۔ مشاغل اور سیر تفریح میں شامل ہونے سے کتراتا ہے۔ گھر کے اندر یا باہر مجالس میں شمولیت سے لطف اندوز نہیں ہو سکتا۔ غرض انسان زندگی کی لذّتوں سے محروم ہو جاتا ہے۔ اس کے باوجود بھی لوگ اسے نظر انداز

کرتے ہیں اور اسے اہمیت نہیں دیتے اور اس بارے میں کسی دوسرے سے بات کرنا یا تو ضروری نہیں سمجھتے یا جان بوجھ کر اسے صیغہ راز میں رکھتے ہیں یا اس "راز" کو عیاں کرنے سے شرماتے ہیں حالانکہ اپنی حساسیت کے بارے میں دوسروں سے بات چیت کرنا مددگار اور سود مند ثابت ہوتا ہے۔

خالقِ کائنات نے کارخانہ جسمِ انسانی کو اس قدر پیچیدہ بنایا ہے کہ ابھی تک ہزار ہا رازِ دروں سے پردہ نہیں اُٹھایا جا سکا ہے۔ انسانی جسم بعض چیزوں کے معاملے میں اس قدر حساس واقع ہوا ہے کہ ان کے چھو جانے یا جسم میں داخل ہو جانے سے ایک ردعمل پیدا ہوتا ہے۔ اس ردعمل کو حساسیت یا الرجی کا نام دیا گیا ہے اور جو چیز یہ ردعمل پیدا کرتی ہے، اسے حساسیہ (الرجن) کہا جاتا ہے۔ یعنی حساسیت کا مطلب کسی جسمانی (ظاہری یا باطنی) یا ماحولیاتی شے کے لئے جسم کا بدلا ہوا ردعمل ہے۔ بالفاظ دیگر حساس افراد کے جسم میں پادتن ایمیونوگلوبن ای طبعی مقدار سے زیادہ پیدا ہوتے ہیں کیونکہ انسانی جسم باہر سے داخل شدہ شئے کو "دشمن" تصور کرتا ہے اور اس کے مقابلہ کے لئے آئی جی ای کو آمادہ کرتا ہے۔ حساسیہ (الرجن) اور آئی جی ای کے درمیان تصادم سے جو اثرات پیدا ہوتے ہیں وہ حساسیت کی علامات کے روپ میں ظاہر ہوتے ہیں۔ شاید آپ کو معلوم نہ ہو کہ ایک چیز جو آپ کے جسم میں حساسیت پیدا کرے وہی چیز دوسرے کے جسم پر کوئی اثر نہ کرے۔ جب ہمارے جسم میں کسی بھی وجہ سے حساسیت شروع ہوتی ہے تو ایک کیمیائی مادہ ہسٹامین پیدا ہوتا ہے جو حساسیت میں شدت کا باعث ہوتا ہے۔ اسی لئے حساسیت کا توڑ کرنے کے لئے معالج انٹی ہسٹامینک دوائیاں تجویز کرتے ہیں تاکہ حساسیت کے علائم (مثلاً خارش) میں کمی واقع ہو سکے۔

سوال یہ ہے کہ کسی چیز کے ردعمل میں جسم طبعی مقدار سے زیادہ IGE کیوں پیدا

کرتا ہے۔ اس کے لئے کئی عوامل اور محرکات ذمہ دار ہیں۔

اگر آپ کے والدین کسی قسم کی حساسیت کے شکار ہوں یا رہ چکے ہوں تو آپ کے حساسیت میں مبتلا ہونے کے امکانات بہت زیادہ ہیں۔ بعض اوقات کوئی خاص حساسیت خاندانی یا موروثی ہوتی ہے۔ تحقیق سے ثابت ہوا ہے کہ ایک سال سے کم عمر کے بچے عام غذا سے ایسی صلاحیت میں مبتلا ہو جاتے ہیں جو تا آخر عمر ان کا پیچھا نہیں چھوڑتی۔ تاہم بچے دودھ اور انڈے جیسی غذا سے پیدا ہونے والی حساسیت سے چھٹکارہ پا سکتے ہیں۔

ماحولیاتی آلودگی میں حساسیوں کی موجودگی انسانی جسم میں حساسیت کا باعث بنتی ہے۔ حساسیے سانس کے ذریعے جسم میں داخل ہو سکتے ہیں یا جسم کی جلد کو چھو سکتے ہیں یا آنکھوں سے ٹکرا کر حساسیت پیدا کر سکتے ہیں (جیسے گرد و خاک، ریزہ گل، پھپھوند وغیرہ) یا غذا (انڈے کی سفیدی، دودھ، مونگ پھلی، مچھلی، گندم، چاول) کے ساتھ جسم میں داخل ہو سکتے ہیں یا پھر تزریقی صورت (دوائیاں، شہد کی مکھی کا ڈنک) میں واردِ جسم ہو سکتے ہیں۔ اس کا مطلب یہ ہے کہ بنی نوع انسان کو مختلف ذریعوں سے حساسیے کے ساتھ واسطہ پڑتا ہے اور ایک فرد کو ایک چیز یا پھر ایک سے زیادہ چیزوں سے حساسیت ہو سکتی ہے۔ غذا کی عدم برداشت اور غذا سے حساسیت دو مختلف باتیں ہیں۔ غذا کے حساسیت میں ہمارا نظامِ مدافعت اپنا ردّ عمل ظاہر کرتا ہے جبکہ غذا کی عدم برداشت میں ایسا نہیں ہوتا۔

حساسیت کی علامات

کسی چیز سے حساسیت شروع ہوتے ہی جلد میں سوزش اور کھجلی شروع ہوتی ہے۔ جلد کا رنگ سرخی مائل ہو جاتا ہے یا سرخ رنگ کے دھبے نمودار ہوتے ہیں۔ بار بار چھینکنا، ناک کا مسلسل بہنا یا بند ہونا، عضلات اور جوڑوں کا درد، سانس لینے میں دشواری، گھٹن،

آنکھ اور ناک میں کھجلی، دردِ سر، ورم و التہاب، اسہال و استفراغ حساسیت کی علامات میں شامل ہیں۔

حساسیت کے دوران اِن علامات میں سے ایک یا ایک سے زیادہ سے واسطہ پڑ سکتا ہے اور حساسیت سے جو رد عمل ہوتا ہے وہ تبِ کاہی چنبل اور پتی کے علاوہ دمے کی شکل اختیار کر لیتا ہے۔ علائم کا ظاہر ہونا اس بات پر منحصر ہے کہ حساسیت جسم کے کس حصے میں شروع ہوئی ہے (جیسے جلد، ناک، آنکھ یا معدہ یا انتڑیوں میں)'

"سردی زکام" اور حساسیت میں کیا فرق ہے؟ اکثر بیمار حساسیت میں مبتلا ہونے کے باوجود بھی اپنے علائم کو زکام سے تعبیر کرتے ہیں۔ اگر حساسیت کا بروقت مناسب اور موزوں علاج نہ کیا گیا تو انسان دمہ، ناک کے ورم یا کان کی عفونت جیسی پیچیدگیوں میں مبتلا ہو سکتا ہے، اس لئے حساسیت اور "زکام" میں فرق کرنا بے حد ضروری ہے۔ زکام میں بخار بھی ہو سکتا ہے مگر خالص حساسیت میں کبھی بخار نہیں ہوتا ہے۔

حساسیت میں مبتلا افراد کی ناک اور آنکھوں میں خارش ہوتی ہے جبکہ "سردی اور زکام" میں ایسا نہیں ہوتا۔

زکام کے علائم سات سے دس دن تک رہتے ہیں جبکہ حساسیت ہفتوں، مہینوں یا برسوں تک جاری رہ سکتی ہے۔

اگر ناک کا بہنا یا بند ہونا ہر سال ایک مخصوص موسم میں مقررہ ایام میں شروع ہوتا ہو تو یہ حساسیت ہے۔ حساسیت کی وجہ سے ناک کی اندرونی تہوں میں ورم اور التہاب پیدا ہونے سے جراثیموں اور وائرسوں کے لئے راہ ہموار ہوتی ہے۔ اس لئے حساسیت میں مبتلا افراد زکام کھانسی اور نظام تنفس کے دیگر حصوں کے انفکشن میں مبتلا ہو جاتے ہیں۔

احتیاطی تدابیر

اگر حساسیت میں مبتلا ہو جانے کے بعد آپ کو یہ علم ہو جائے کہ آپ کو کن کن چیزوں کے ساتھ حساسیت ہے تو ان سے بچنے یا دور رہنے کی ہر ممکن کوشش کریں اور اگر یہ یقین نہ ہو کہ کس چیز سے حساسیت ہے تو سب سے پہلے اپنی غذا کا تجربہ کیجئے، یہ پتہ لگانے کی ہر ممکن کوشش کریں کہ کس قسم کی غذا سے حساسیت ہوتی ہے اور پھر دوبارہ اس غذا کا استعمال نہ کریں۔۔۔۔ اگر جواب نفی میں مبتلا ہے تو تمباکو، سگریٹ یا چولہے کے دھوئیں سے اپنے کو بچالیں۔ جانوروں کے (سمور) بالوں سے دور رہیں۔

اپنے گھر کو صاف ستھرا رکھئے، ہر ہفتہ اپنے گھر کے ہر کمرے اور ہر حصے کی صفائی کریں، کمروں سے فرش ہٹا کر دن بھر دھوپ میں رکھیں۔ کمروں کی کھڑکیاں کھلی رکھیں تا کہ تازہ ہوا اور آفتاب کی شعاعیں کمروں میں داخل ہو سکیں۔ اس سے کمرے کے کونوں، کھدروں میں چھپے ہوئے کیڑے مکوڑے نابود ہو جاتے ہیں۔

اپنے تکیوں اور "گدوں" کے غلاف ایسے بنائیں کہ کیڑے مکوڑے اندر نہ جا سکیں۔

پرانے فرنیچر اور صوفوں پر بیٹھنے یا سونے سے پرہیز کریں۔ یا تو انہیں گھر سے باہر کر دیں یا انکی مرمت کر کے بھرائی کریں۔

جھاڑوں پھیرتے وقت یا "ویکیوم" کلینر استعمال کرتے وقت منہ پر ماسک کا استعمال کریں۔

اپنے گھر کی دیواروں کا کرم کش دوائیوں سے چھڑکاؤ کیا کریں۔ اس کے لئے پیشہ ورانہ افراد کی خدمات حاصل کریں۔

گھر کے کسی حصے یا دیوار میں دراڑ اور نمی ظاہر ہو تو پانی میں بلیچنگ پاؤڈر حل کر کے

ایک محلول تیار کریں اور اسے ان جگہوں پر چھڑکیں۔

ریزہ گل اور ماحولیاتی آلودگی سے بچنے کے لئے دوپہر کے بعد گھر میں رہنے کو ترجیح دیں۔ اس موسم میں سفیدے کے درختوں سے جو "روئی کے گالے" برستے رہتے ہیں وہ بعض افراد میں شدید حساسیت پیدا کرسکتے ہیں اس لئے باہر جاتے وقت ماسک کا استعمال کریں یا کم از کم رومال سے منہ اور ناک کو ڈھانپ لیں۔

آنکھوں پر دھوپ کا چشمہ لگا کر چلنے کو ترجیح دیں۔

اس موسم میں صبح کے وقت آدھ گھنٹے کے لئے کھڑکیاں کھول کر پھر دوبارہ بند کریں تا کہ گرد وخاک، ریزہ گل، وغیرہ اندر داخل نہ ہوسکے۔

علاج

ابھی تک کسی بھی قسم کی حساسیت کا کوئی مکمل علاج نہیں ہے۔ ضد حساسیت دوائیوں سے صرف ناراحتی اور علائم میں نمایاں کمی محسوس کی جاسکتی ہے۔ حساسیت کا پتہ لگانے کے لئے جو آزمائشات انجام دئے جاتے ہیں وہ حد سے زیادہ مہنگے ہیں اور پھر ان کا کوئی دیرپا یا حتمی نتیجہ بھی نہیں نکلتا ہے اس لئے اکثر مریض ان آزمائشات کو انجام دینے سے کتراتے ہیں اور معالجوں کی تجویز کردہ دوائیوں پر ہی اکتفا کرتے ہیں۔ حساسیت کا علاج صرف یہ ہے کہ ان چیزوں سے دور رہا جائے جن سے حساسیت پیدا ہونے کے امکانات ہوں یعنی حساسیت میں مبتلا مریض کو خود ہی اپنا معالج بننا پڑتا ہے۔ چند اقسام کے ٹیکے ضرور دستیاب ہیں لیکن ادارہ عالمی صحت نے ترقی پذیر ممالک میں ان ٹیکوں کا استعمال کرنے سے منع کیا ہے، اس لئے فی الحال حساسیت کا کوئی خاص اور حتمی علاج موجود نہیں ہے، صرف علامات کا علاج ممکن ہے۔ بصورت دیگر حساسیت ایک لاعلاج بیماری ہے، ہاں اسے قابو میں رکھا جاسکتا ہے تا کہ مریض آرام سے زندگی کے شب وروز

گذار سکے۔ حال ہی میں دنیائے طب سے وابستہ ماہرین نے کچھ متبادل علاج پر تحقیق شروع کی ہے لیکن ابھی تک کوئی خاطر خواہ نتیجہ بر آمد نہیں ہو سکا ہے۔ ہاں یہ بات ضرور ہے کہ حساسیت میں غذا اور ذہنی دباؤ کو بڑا دخل ہو سکتا ہے۔ اگر عام انسان ہر طرح سے اپنی صحت کا خیال رکھے تو حساسیت کا مقابلہ کرنے میں مدد مل سکتی ہے۔ ورزش اور دماغ کو سکون پہنچانے کی کوشش، مدافعتی نظام کو بہتر بنانا عام صحت پر اچھا اثر ڈالتا ہے۔

اگر حساسیت کا حملہ اچانک (حاد) ہو تو فوری کسی ماہر معالج سے مشورہ کرنا ضروری ہے اور معالج کے مشورہ پر عمل کر کے اضطرابی حالت سے نمٹنے کے علاوہ آئندہ ہنگامی صورت حال سے بھی نمٹنے کے لئے تیار رہنا چاہئے۔

اپنی حساسیت کو پہچانئے اور اس بارے میں معالج سے مفصل جانکاری حاصل کریں تاکہ آپ کو کسی قسم کی پریشانی کا سامنا نہ کرنا پڑے اور اپنی حساسیت کو نظر انداز نہ کریں اور نہ کسی وہم ڈر یا خوف میں مبتلا ہو جائیں۔ آخر میں ایک بات کہوں گا کسی سے کہئے گا نہیں "ڈاکٹر جب کسی بیماری کی تشخیص دینے میں ناکام ہو جاتے ہیں تو اسے "الرجی" سمجھ کر علاج شروع کرتے ہیں"۔

☆☆☆

شب شاشی۔۔۔ایک نفسیاتی اور سماجی مسئلہ

شب شاشی: کسی بچے کا(چار سال کی عمر کے بعد، کسی خاص جسمانی بیماری کی عدم موجودگی میں)غیر ارادی طور، رات کو بستر ے میں پیشاب پھیرنے کے عمل کو کہتے ہیں۔ عمومی طور چار برس کی عمر تک بچے کا مثانہ اِدرار مکمل کنٹرول حاصل کرتا ہے لیکن کسی وجہ سے بعض بچے رات کو بستر گیلا کرتے ہیں اور نہ صرف اپنے لئے بلکہ گھر والوں کے لئے بھی ایک پریشان کن مسئلہ کھڑا کرتے ہیں۔

کمسن بچوں میں شب شاشی کا مسئلہ (یا مرض) دنیا کے ہر ملک میں پایا جاتا ہے۔ترقی یافتہ ممالک کے بچوں اور اعلیٰ تعلیم یافتہ،وامیر خاندانوں کے بچوں میں اس مرض کی شرح کم پائی جاتی ہے۔ دس فیصد "صحت مند" بچے پانچ برس کی عمر میں ۲۔۵ فیصد بچے دس برس کی عمر میں اور ۰۔۸ فیصد بچے ۱۴برس کی عمر میں اس مرض میں مبتلا ہو جاتے ہیں۔ یہ مرض لڑکیوں کے مقابلے میں لڑکوں میں زیادہ پایا جاتا ہے۔ تحقیق سے ثابت ہوا ہے کہ یہ مسئلہ کسی حد تک موروثی ہے اور خاندان میں پیدا ہونے والا پہلا بچہ زیادہ تر اس کا شکار ہو جاتا ہے۔

وجوہات

شب شاشی میں مبتلا اکثر بچوں میں کوئی خاص وجہ نہیں پائی جاتی ہے، ایسے بچوں کو والدین "ٹوائیلٹ ٹریننگ "(Toilet Training) دینے میں بری طرح ناکام رہ چکے

ہوتے ہیں۔ یا تو اُنہوں نے اس معاملہ میں حد سے زیادہ سختی سے کام لیا ہوتا ہے یا اُنہوں نے اس طرف بالکل کوئی توجہ نہیں دی ہوتی ہے۔

☆ذہنی دباؤ۔۔۔ایسے بچے کسی ذہنی دباؤ، تناؤ، مایوسی یا افسردگی کے شکار ہوتے ہیں، وہ ہر وقت کسی ذہنی یا نفسیاتی تضاد میں مبتلا ہوتے ہیں۔ وہ ناخن کترنے یا انگوٹھا چوسنے کے عادی ہوتے ہیں۔ باقی بچوں کے مقابلے میں وہ ڈرپوک، بزدل اور زود رنج ہوتے ہیں۔

☆ذہنی طور کمزور اور ناقص (عقب ماندگی فکری)

☆سماجی

☆غربت اور پسماندگی، جہالت، والدین کی بے سوادی، عدم توجہی اور لاپروائی۔

☆والدین کا نشہ آور ادویات (یا مشروبات) کا عادی ہونا یا اُن کا مجرمانہ افعال میں ملوث ہونا۔

☆ نچلے طبقے کے کنبوں میں بہت سارے بچوں کا ایک ساتھ رہنا۔

☆حوادث زندگی:

☆ تین سے چار سال کی عمر میں زندگی کے حوادث۔

☆گھر کا ٹوٹ کر بکھر جانا۔

☆ماں کی ممتا اور باپ کی شفقت سے محرومی۔

☆دوسرے بچے کی "غیر متوقع" پیدائش پر پہلے بچے کا ردعمل (حاسدانہ)۔

☆ آفاتِ ناگہانی سے گھروں کی تباہی۔

☆ہجرت۔

☆کسی بیماری کے لئے ہسپتال میں بستری رہنا۔

☆جراحی اور یا اور کوئی حادثہ۔

☆جسمانی بیماریاں۔

بیماری صرع (مرگی)

ریڑھ کی ہڈی اور حرام مغز کی کوئی بیماری مثلاً شوکہ معشوقہ (Spina Befida)

ذیابیطس: کثرت آب یا مشروب نوشی جو کہ ذیابیطس کی ایک علامت ہے۔

عفونت ادرار۔ بچوں (خاص کر لڑکیوں میں) بار بار عفونت ادرار (Urinary Infection)

مثانہ ادرار کی ساخت یا عمل میں کوئی نقص

شب شاشی میں مبتلا بچوں کو دوسرے صحت مند بچوں کی نسبت زیادہ ذہنی عوارض کا سامنا ہوتا ہے۔ اس لئے اُنہیں والدین کی طرف سے خصوصی توجہ کی ضرورت ہوتی ہے۔ یہ مرض دو طرح کا ہو سکتا ہے (۱) ابتدائی (پرائمری) یعنی کوئی بچہ چار برس کی عمر کے بعد ہر رات بستر گیلا کرنے کا عادی ہو اور اُسے کوئی جسمانی بیماری نہ ہو (۲) دائمی یعنی شب شاشی سے کچھ برس نجات پانے کے بعد، بچہ کسی خاص ذہنی دباؤ، مایوسی یا افسردگی کی وجہ سے نفسیاتی طور کمزور ہو جائے اور پھر سے رات کو بستر گیلا کرنے کے مسئلہ سے دوچار ہو جائے۔ احساسِ کمتری اور قوتِ اِرادی میں کمی اس مرض کے وجوہات میں شامل تو نہیں البتہ اس مرض سے ان کی شدت بڑھ سکتی ہے۔

علاج

اگر کسی فیملی میں چار برس سے زائد عمر کا کوئی بچہ (لڑکا یا لڑکی) ہر روز یا ہفتے میں ایک دو بار رات کو بسترے میں پیشاب پھیرنے کا "عادی" ہو تو سب سے پہلے والدین کو اپنا اور اپنے گھر کے ماحول کا بغور جائزہ لینا چاہیے۔

کیا وہ اپنے بچے کی طرف پوری توجہ دیتے ہیں؟ ان کی پرورش اور دیکھ بھال میں کوئی کمی تو نہیں؟ کیا ان کے گھر کا ماحول خوشگوار ہے یا بچے کے لئے تکلیف دہ ہے۔ کہیں ایسا تو نہیں کہ بچے کے ذہن یا کاندھوں پر ضرورت سے زیادہ بوجھ ہے؟ کہیں بچے کو جسمانی یا روحانی سزا تو نہیں مل رہی ہے جس کا انتقام وہ شب شاشی کی صورت میں لے رہا ہے۔ کہیں ایک ہی چھت تلے پروان چڑھتے ہوئے دو بچوں کی پرورش میں بہت زیادہ تفاوت تو نہیں ہے؟ کہیں بچے کو سکول یا کھیل کے میدان میں یا کہیں گھر سے باہر کوئی ایسا مسئلہ در پیش تو نہیں جسے حل کرنے میں وہ ناکام ہو رہا ہے۔ کیا بچے کی جائز خواہشات کا احترام کیا جا رہا ہے؟ کہیں ایسا تو نہیں کہ اسے ہر وقت نکمّا، نالائق جیسے القاب سے نوازا جا رہا ہے؟ کہیں ایسا تو نہیں کہ بچے کے ماں باپ ہر وقت لڑتے جھگڑتے رہتے ہیں اور بچہ ڈر اور خوف کے مارے سہما سہما سا رہتا ہے۔ کہیں والدین میں سے ایک نشہ آور ادویات یا مشروبات لینے کا عادی تو نہیں؟ غرض والدین کو پوری طرح سے اپنی خبر لینی چاہئے اور پھر بچے کی نفسیاتی اور ذہنی حالت کا بغور جائزہ لینا چاہئے اور اگر وہ مطمئن ہو جاتے ہیں کہ "گھر کے اندر" سب ٹھیک ٹھاک ہے تو۔۔۔

☆ بچے کو کسی ماہر امراضِ نفسیات کے پاس لے جا کر اس کا مکمل چیک اَپ کروایا جائے اور اگر وہ کہے تو بچے کا علاج کسی ماہر امراض اطفال سے کروائیں۔ اور اگر وہ مشورہ دے تو بچے کو کسی یورولاجسٹ (Urologist) کے پاس لے جائیں تا کہ وہ معائنہ کر کے اطمینان کر لے کہ بچے کے گردوں، مثانہ اور مجاری ادرار میں کوئی نقص تو نہیں جس کے لئے جراحی کی ضرورت ہے۔

خیال رکھئے

شب شاشی کے مرض میں مبتلا بچے کو اس بارے میں کبھی طعنہ نہ دیں، اُسے برے

القابات سے کبھی نہ نوازیں، اُسے کبھی جسمانی سزا نہ دیں۔ ہمارے سماج میں ایسے بچوں کا مذاق اڑایا جاتا ہے، اُنہیں سزا دی جاتی ہے اور انہیں مختلف القابات (پیشابی گھوڑا، پیشابی دلہا پیشابی گائے، پیشابی جن) سے نوازا جاتا ہے ایسا کرنے سے ان کی انا مجروح ہوتی ہے اور وہ اندر سے ٹوٹ کر بکھر جاتے ہیں اور ذہنی پریشانی اور مایوسی کے شکار ہو جاتے ہیں۔ اس سے ان کا مرض شدت اختیار کر کے طول پکڑتا ہے۔ ضرورت اس بات کی ہے کہ ایسے بچوں کی طرف خصوصی توجہ دی جائے، اُن کے تئیں ہمدردی، پیار اور خلوص کا جذبہ اپنایا جائے جس رات وہ بستر ے میں پیشاب نہ پھیریں، صبح کے وقت اُنہیں انعام دیا جائے اور ان کی ہر ممکن حوصلہ افزائی کی جائے اور جس رات وہ بستر ہ گیلا کریں، اُن سے کچھ نہ کہا جائے، یہ تاثر دیا جائے جیسے کہ کچھ ہوا ہی نہیں ہے۔ بچے کے اس مرض کے بارے میں گھر کے دوسرے بچوں ہمسایوں اور رشتہ داروں کے ساتھ کوئی بات نہ کی جائے تا کہ وہ اُسے بوقت اختلاف طعنہ نہ دے سکیں۔ ہر وقت ذہن میں یہ بات رکھیں کہ آپ کا بچہ ایک قابل علاج مرض میں مبتلا ہے اور اگر وہ رات کو بستر ے میں پیشاب پھیرتا ہے تو وہ کسی بھی صورت میں بد تمیز، لاپرواہ، احمق یا بے وقوف نہیں ہے بلکہ ایک ایسے مرض کی گرفت میں ہے جس کی وجہ تلاش کرنا آپ کا فرض ہے۔

خرافات

☆شب شاشی کوئی مرض نہیں بلکہ نظر بد، کسی بد روح یا بھوت پریت کے سائے کی وجہ سے بچہ کمزور ہو جاتا ہے اور رات کو پیشاب پھیرتا ہے۔

جی نہیں۔ یہ ایک مرض ہے جس کی کوئی نہ کوئی وجہ (جسمانی، ذہنی، نفسیاتی) ضرور ہوتی ہے۔

☆ایسے بچوں کو ضرور کسی جن کی ناراضگی کا سامنا ہوتا ہے، جو اُنہیں مجبور کرتا ہے

کہ رات کو بستر گیلا کریں۔

☆جی نہیں۔ یہ ایک بے بنیاد عقیدہ ہے۔ کسی جِن ذات اور شب شاشی کا اس میں کوئی ربط نہیں ہے۔

☆رات کے وقت کسی چوراہے پر خشک گھاس (کا بنڈل) جلایا جائے اور بچہ سات بار اس کے اوپر چھلانگ لگائے اور گیارہ بار ارد گرد چکر لگائے اور پھر آنکھیں بند کر کے گھر لوٹ آئے اور کچھ کھائے پیئے بغیر سو جائے تو وہ رات کو پیشاب پھیرنے کی "بری اور ناپاک عادت " سے چھٹکارا پاتا ہے۔ کشمیری دیہاتوں میں اس عمل کو "ڑھائے زالؤن (سایہ جلانا) کہا جاتا ہے اور آج کے دور میں بھی اکثر دیہاتی اس عمل کو انجام دیتے ہیں (اِس عمل میں بچہ جل بھی سکتا ہے اور گھر لوٹتے وقت کسی حادثہ کا شکار بھی ہو سکتا ہے)

☆یہ ایک بے بنیاد عقیدہ ہے، اس پر عمل کرنا بچے کو خطرے میں ڈالنا ہے۔ اس عمل کو ترک کرنا ہی دانائی ہے کیونکہ تحقیق نے ثابت کیا ہے کہ شب شاشی ایک قابل علاج مرض ہے۔

☆بازاروں میں دوا فروشوں کے پاس ایک گولی ملتی ہے جسے کھلانے سے بچہ شب شاشی سے نجات حاصل کرتا ہے۔

☆بازاروں میں دستیاب ضد افسردگی دوا ایمی پرامائن (دس، اور ملی گرام) اس مرض کے لئے کسی حد تک موزوں ہے (بشرطیکہ شب شاشی کی وجہ کوئی جسمانی بیماری یا مثانہ ادرار کا نقص نہ ہو) لیکن یہ دوائی صرف ایک ماہر معالج، ماہر امراض اطفال یا ماہر امراضِ نفسیات کی زیر نگرانی استعمال کی جا سکتی ہے۔ یہ دوائی چھ برس کی عمر سے کم بچوں کے لئے مضر ہے کیونکہ اس کے کئی عوارض جانبی ہیں جن کی طرف دھیان دینا بے حد

ضروری ہے۔ یہ دوا شروع کرنے کے بعد مریض کو ہر ماہ خون کی مکمل جانچ کروانا پڑتی ہے تاکہ یہ پتہ لگایا جاسکے کہ اس کے خون میں موجود سفید خلیات اثر انداز تو نہیں ہو رہے ہیں۔

☆دن کے چار بجے کے بعد بچے کو پینے کے لئے کچھ بھی نہ دیا جائے تو بچہ رات کو بستر ے میں پیشاب نہیں پھیرے گا۔ دن کے چار یا پانچ بجے کے بعد بچے کو مشروبات سے محروم کرنا شاید زیادتی ہے۔ ہاں دیکھا گیا ہے کہ ایسے بچوں کو اگر دن کے پانچ بجے کے بعد پینے کے پانی اور دیگر بازاری مشروبات سے محروم رکھا جائے تو اس مرض کی شدت میں کسی حد تک کمی ہو سکتی ہے لیکن بہر حال یہ کوئی علاج نہیں بلکہ ایک "احتیاطی تدبیر" ہے۔

☆بچے کی ماں اگر کمال ہوشیاری سے کام لے اور پتہ لگائے کہ بچہ رات کے کتنے بجے پیشاب پھیرتا ہے تو الارم کلاک یا اور کوئی "خطرے کی گھنٹی" بجانے سے بچہ بیدار ہو کر بستر ہ گیلا کرنے کے بجائے باتھ روم جاسکتا ہے۔

☆بچے کی ماں کے لئے یہ ایک خاصا مشکل کام ہے، اُسے رات بھر بیدار رہ کر پتہ لگانا ہے کہ بچہ نیند کے کس مرحلہ میں پیشاب پھیرتا ہے۔ یہ ضروری نہیں کہ بچے کی ماں رات بھر نگہبانی کرے اور اُسے پتہ چل جائے کہ اس کا بچہ کس وقت پیشاب پھیرتا ہے۔

☆ہاں کچھ الارم گھڑیاں استعمال کی جاتی ہیں مگر اس سے پہلے کسی "ماہر" سے مشورہ کرنا ضروری ہے۔

☆کشمیر میں ایسے آلات اور ان کے استعمال کرنے کے لئے مشورہ دینے والے مشیر موجود نہیں ہیں۔ یہاں تو ابھی تک اسے کوئی مرض ہی تصور نہیں کیا جاتا ہے۔۔۔ اور نہ ہی والدین اس قابل علاج مرض کی وجہ ڈھونڈنے کی کوشش کرتے ہیں۔

یہاں کے دیہاتوں میں، ایسے بچوں کو پیروں فقیروں کے "قدموں میں ڈالا جاتا ہے" تاکہ وہ جھاڑ پھونک اور منتروں سے اُن کا علاج کریں اور وہ پیر فقیر اس کے لئے اچھی خاصی رقم وصول کرتے ہیں۔

خلاصہ

شب شاشی ایک بچے اور اس کے والدین کے لئے ایک (جسمانی، نفسیاتی اور سماجی) مسئلہ ہو سکتا ہے جس کا بروقت علاج کرنے سے اس مسئلے کو حل کر کے اس سے چھٹکارا پایا جا سکتا ہے۔

☆☆☆

مرض الزائمیر۔۔۔ایک لاعلاج بیماری

الوئیس الزائمیر (۱۸۶۴۔1915) جرمنی کا ایک مشہور و معروف محقق اور ماہر امراض اعصاب تھا جس نے ۱۹۰۷ء میں دماغ کی ایک ایسی تدریجی اور تغیر ناپذیر بیماری کی نشاندہی کی جس میں مبتلا ہو کر مریض کے دماغی خلیات زوال پذیر ہو جاتے ہیں اور وہ زوال عقل کا شکار ہو جاتا ہے۔ چونکہ مذکورہ ڈاکٹر نے اس بیماری کو پہلی بار طبی دنیا میں متعارف کیا اس لئے اسے الزائمیر کی بیماری کا نام دیا گیا۔ اِس بیماری کو "پرائیمری ڈی جنریٹوڈیمنشیا" اور "ڈِفیوز برین اٹروفی" کے ناموں سے بھی جانا جاتا ہے۔

مرضِ الزائمیر ایک قسم کا ڈیمنشیا ہے۔ اس میں دماغ کے خلیات تباہ ہو جاتے ہیں دماغ کے اندر موجود پیام رسانی کے مادوں میں نمایاں کمی واقع ہو جاتی ہے اور یوں دماغ کی "کارکردگی" پر زبردست منفی اثرات پڑتے ہیں۔ یہ ایک مرحلہ وار بیماری ہے جس میں مریض کا حافظہ اُس سے بے وفائی کرتا ہے اور اُس کے سماجی برتاؤ، مزاجی کیفیات، احساسات و جذبات اور ظاہری و باطنی شخصیت میں ایک ایسا بدلاؤ رونما ہوتا ہے کہ وہ "سماجی دائرے" سے خارج ہو جاتا ہے اور اس کی زندگی نہ صرف اُس کے لئے بلکہ اُس کے "اپنوں" کے لئے بھی ایک بوجھ بن جاتی ہے۔

باور کیا جاتا ہے کہ ڈیمنشیا (جس کی بہت ساری اقسام ہیں) کے پچیس مریضوں میں سے ایک مرض الزائمیر میں مبتلا ہوتا ہے۔ مردوں کے مقابلے میں عورتوں میں اس کی شرح زیادہ پائی جاتی ہے۔ ایک اندازے کے مطابق دنیا بھر میں اس وقت گیارہ ملین

لوگ اس مرض میں مبتلا ہیں اور ۲۰۲۵ء تک یہ تعداد دوگنی ہو جانے کے واضح امکانات موجود ہیں۔ امریکہ میں اس وقت چار ملین لوگ اس مرض کے بوجھ تلے دبے ہوئے ہیں۔ ابھی تک دنیا بھر میں اس بیماری میں مبتلا ہونے والے مریضوں کی صحیح تعداد کا اندازہ نہیں لگایا جاسکا ہے کیونکہ بہت سارے ملکوں میں اس بیماری کو "نظر انداز" کیا جاتا ہے۔ کشمیر میں ابھی تک ایسی کوئی تحقیق سامنے نہیں آئی ہے جس سے اس بیماری میں مبتلا مریضوں کے صحیح اعداد و شمار ظاہر ہوں۔ وادی کے معروف فزیشین اور نیورولاجسٹ ڈاکٹر پرویز اے شاہ کے مطابق اس بیماری میں مبتلا افراد کی تعداد میں روزافزوں اضافہ ہوتا جارہا ہے جس کی وجہ شاید اوسط عمر میں اضافہ اور تشخیص امراض کی سہولیات کا میسر ہونا ہے۔ دورِ حاضرہ میں مرض الزائمیر عمر رسیدہ بزرگوں کے فوت ہونے کی چوتھی اہم وجہ ہے۔ بعض تحقیقات کے مطابق اِس بیماری کی شرح کچھ اس طرح ہے:

خلیجی اسلامی ممالک اور لاطینی امرکہ ۰۔۹٪

چین ۳۔٪۰

ترقی یافتہ ممالک ۴۔٪۴

عمر رسیدگی کی وجہ سے شروع ہونے والے ڈیمنشیا اور مرض الزائمیر میں یہ فرق ہے کہ یہ بیماری ۴۵ سے پچاس برس کی عمر کے دوران ہی کسی کو اپنی گرفت میں لے لیتی ہے (جبکہ باقی اقسام کے ڈیمنشیا ۶۵ برس کی عمر کے بعد ظاہر ہوتے ہیں)۔ ویسے پچاس برس کی عمر سے قبل علائم شاذ و نادر ہی ظاہر ہوتے ہیں لیکن اس عمر کے بعد کے برسوں میں بیماری کی شرح میں بتدریج اضافہ ہوتا جاتا ہے اور یہ بیماری ایام پیری میں انسان کو اپنی گرفت میں لے کر "عمر رسیدہ سماج" میں طبی، سماجی اور اقتصادی مسائل کو جنم دیتی ہے۔ مرض الزائمیر عمومی طور اُس وقت مشخص ہوتا ہے جب مریض کی "دماغی" اور

"ذہنی" صلاحیتیں پوری طرح اثر انداز ہوتی ہیں۔۔۔وہ حد سے زیادہ جذباتی آزار، جنون اور تکلیف دہ اضطراب میں مبتلا ہو جاتا ہے۔ وہ اُن صلاحیتوں سے محروم ہو جاتا ہے جو زندگی کی شاہراہ پر رواں دواں رہنے کے لئے لازمی تصور کی جاتی ہیں۔ مریض دو سے دس برس کے وقفہ کے درمیان زندگی کی جنگ ہار جاتا ہے۔

وجوہات

مرض الزائمیر کی بنیادی وجہ ابھی تک معلوم نہیں ہو سکی ہے۔

ایک اندازے کے مطابق نیوروکیمیکل محرکات کو مرض کی ایک وجہ قرار دیا گیا ہے۔ ایک تحقیق کے مطابق یہ ثابت کرنے کی کوشش کی گئی ہے کہ دماغی نسوں کے خلیات کیمیاوی مادوں کی کمی کی وجہ سے پیام رسانی کے عمل کو صحیح ڈھنگ سے انجام نہیں دے پاتے ہیں۔ماحولیاتی محرکات میں المونیم، مینگنیز اور دوسری دھاتوں کو مرض الزائمیر کے ساتھ جوڑنے کی کوشش کی جاچکی ہے مگر ابھی تک المونیم یا کسی اور دھات کا اِس بیماری کے ساتھ ربط کو ثابت نہیں کیا جا سکا۔

بعض سائنس دانوں کا خیال ہے کہ وائرس سے مشابہ "پریان" دماغ اور سپائنل کارڈ کی عفونت کا باعث بن کر، الزائمیر کی بیماری کے لئے راہ ہموار کرتا ہے۔

کچھ تحقیقات سے یہ بات ثابت ہو چکی ہے کہ پانچ سے دس فیصد افراد میں یہ بیماری موروثی ہوتی ہے۔

بعض محققین کا خیال ہے کہ عمر گذرنے کے ساتھ ساتھ اس بیماری میں مبتلا ہونے کے امکانات میں اضافہ ہوتا جاتا ہے۔

علامات

اس بیماری کے تین مراحل ہیں:

مرحلہ اول

بیماری کا آغاز ہوتے ہی مریض کی "توانائی" کم ہو جاتی ہے۔ اُس کی "کارکردگی" میں بے ربطی پیدا ہو جاتی ہے۔ (اس موڑ پر دیکھنے والا نوٹس نہیں کرتا ہے) یادداشت میں خلل اور مزاجی کیفیات میں بدلاؤ سا نظر آنے لگتا ہے۔ ایسا لگتا ہے کہ مریض "سمجھنے" اور کوئی "عکس العمل" دکھانے میں مشکل کا سامنا کر رہا ہے۔ کچھ مدت کے بعد مریض "نئی چیزوں" سے منہ موڑ کر "پرانی چیزوں" کو ترجیح دیتا ہے۔ یادداشت میں خلل اور بے ربطی سے نوکری خطرے میں پڑ جاتی ہے اور "گھر کا سکون درہم برہم ہو جاتا ہے۔ مریض "کنفیوژن" کا شکار ہو کر بڑی آسانی سے "کہیں کھو جاتا ہے" اسے صحیح فیصلہ اور صحیح پہچان کرنے میں مشکلات کا سامنا کرنا پڑتا ہے۔

مرحلہ دوم

اس مرحلہ میں داخل ہونے کے بعد بھی مریض اپنے روز مرہ کے معمولات خود ہی انجام دے سکتا ہے لیکن بعض پیچیدہ کاموں کے لئے اُسے مدد کی ضرورت بھی پڑتی ہے۔ اس کی سوجھ بوجھ متاثر ہوتی ہے اور اسے باتیں کرنے میں بھی دِقّت کا سامنا کرنا پڑتا ہے۔ دورانِ گفتگو مریض کے خیالات کی کڑی ٹوٹ جاتی ہے، وہ صحیح اور مناسب جملے ادا کرنے میں ناکام ہو جاتا ہے، سفر کرتے وقت، خریداری کرتے وقت یا بلوں کی ادائیگی کرتے وقت وہ "نہ جانے کن خیالوں میں کھو جاتا ہے"۔ اس موڑ پر مریض کو اپنی بیماری کے بارے میں شبہ ہوتا ہے، اسے یوں لگتا ہے جیسے وہ "بے لگام" ہوتا جا رہا ہے۔ وہ پریشانی اور بے قراری کے ساگر میں ڈولنے لگتا ہے، افسردگی اور چڑچڑاپن کے سائے اس کا تعاقب کرنے لگتے ہیں۔ اس موڑ پر مریض اور اس کے "چاہنے والوں" کو لگتا ہے کہ وہ ناتواں ہو چکا ہے۔ مریض ماضی بعید کی یادوں کو آواز تو دے سکتا ہے لیکن ماضی قریب کی

یادیں اُس کے ذہن کے دائرہ میں آنے سے انکار کرتی ہیں۔ اُس کے ذہن کے نہاں خانوں سے سبھی یادیں محو ہو جاتی ہیں اور اسے زمان و مکان کا بالکل ہوش نہیں رہتا ہے اور وہ اپنی جانی پہچانی دنیا میں انجانا بن جاتا ہے۔

مرحلہ سوم

اس مرحلہ میں اب مریض روزمرہ کے معمولات انجام دینے میں بالکل ناکام ہو جاتا ہے۔ لباس بدلنا، دانت صاف کرنا، ہاتھ منہ دھونا، بالوں میں کنگھی پھیرنا، جیسے امور انجام دینے میں اُسے ناکامی کا سامنا کرنا پڑتا ہے۔ مریض غذا چبانے اور نگلنے کی صلاحیت سے بھی محروم ہو جاتا ہے وہ بے حس و حرکت پھٹی پھٹی آنکھوں سے گھورنے لگتا ہے۔ دماغ کافی حد تک سکڑ جاتا ہے اور یادداشت پوری طرح ختم ہو جاتی ہے۔ مریض کسی کو بھی پہچان نہیں سکتا۔ ادرار اور فضلہ کے اخراج پر "کنٹرول" ختم ہو جاتا ہے اور مریض ایک ناقص و ناتواں نوزائیدہ بچے کی طرح دوسروں کے رحم و کرم پر پلنے لگتا ہے۔ نظامِ قوت مدافعت جواب دے جاتا ہے اور مریض متعدی بیماریوں خاص کر نمونیا کا شکار ہو جاتا ہے۔ جسم کے سبھی نظام ایک ایک کر کے بے وفائی کرتے ہیں اور نظام تنفس کی بیماریاں پیچیدہ تر ہو جاتی ہیں اور پھر مریض کے چاہنے والے یہ کہنے پر مجبور ہو جاتے ہیں، "اے اللہ اب اس بندے پر رحم فرما" اور کسی دن اُن کی دعا قبول ہوتی ہے اور مریض چپکے سے ابدی سفر پر روانہ ہوتا ہے اور اس کی "خدمت کرنے والے آہ بھر کر کہتے ہیں اس کے لئے یہی اچھا تھا"۔

علاج

مرض الزائمیر ایک لاعلاج بیماری ہے۔ اس بیماری کی روک تھام کے لئے کوئی بھی دوائی دستیاب نہیں ہے۔ دور حاضر میں چند ایسی ادویات موجود ہیں جن کے استعمال سے،

مرض کی شدت کو کسی حد تک کم کیا جا سکتا ہے اور اس کے علامات پر کسی حد تک قابو پایا جا سکتا ہے۔ امریکن ہیلتھ فاؤنڈیشن مرض الزائمیر کے لئے استعمال ہونے والی کسی بھی دوائی، وٹامن یا جڑی بوٹی کی "پشت پناہی" نہیں کرتی ہے۔

احتیاطی تدابیر

جب کسی بیماری کی بنیادی وجوہات کے بارے میں علم ہی نہ ہو تو احتیاطی تدابیر کا سوال ہی پیدا نہیں ہوتا ہے اس لئے محققین ایسی کوئی احتیاطی تدبیر دریافت نہیں کر سکے جس پر عمل کر کے عمر رسیدگی میں اس مرض سے بچا جا سکے۔

باطل عقائد

بعض لوگوں کا یہ "باطل عقیدہ" ہے کہ یہ بیماری کثرت شراب نوشی، کاہلی، بسیار خوری اور کم ورزش سے پیدا ہوتی ہے۔ شراب نوشی کا تعلق کئی دوسری دماغی بیماریوں سے تو ہے مگر مرض الزائمیر اور شراب نوشی میں کوئی ربط نہیں ہے، اسی طرح یہ بیماری اُن عمر رسیدہ بزرگوں کو بھی اپنی گرفت میں لے سکتی ہے جنہوں نے ایک فعال زندگی گذاری ہو۔ ابھی تک ایسی کوئی تحقیق سامنے نہیں آئی جس سے یہ ثابت ہو کہ پُر خوری اور بے کار زندگی گذارنے سے یہ بیماری پیدا ہوتی ہے۔ ایک اور باطل عقیدہ یہ ہے کہ مرض الزائمیر کے لئے خون کی شفافیت لازمی ہے اس لئے لوگوں کو چاہے کہ وہ حکیموں اور ویدوں کی ہدایات پر مناسب جڑی بوٹیوں کا استعمال کریں۔ اس بیماری کا خون کی شفافیت یا کثافت سے کوئی تعلق نہیں ہے اور نہ ہی آج تک ایسا کوئی جڑی بوٹی یا کوئی دوا بنی ہے جو مرض الزائمر کے لئے "شفایاب ہو۔ جنسی قوت کا حد سے زیادہ استعمال یا جنسی بے اعتدالی اور مرض الزائمیر کا دور کا بھی واسطہ نہیں ہے (البتہ جنسی بے راہ روی سے کئی دوسری خطرناک بیماریاں پیدا ہو سکتی ہیں) بادام اور دیگر میوہ جات یا "سالم اناج" مرض

الزائمیر کے لئے کسی بھی طرح مددگار ثابت نہیں ہوتے ہیں۔ کیونکہ اس بیماری میں دماغ کے خلیات تباہ ہو جاتے ہیں اور دماغ کے خلیات کسی بھی غذا، دوا یا جڑی بوٹی سے دوبارہ "زندہ" نہیں ہو سکتے ہیں۔ طبی دنیا میں یہ بیماری ایک ایسی لاعلاج بیماری ہے جس کی بنیادی وجہ تلاش کرنے میں، ہزاروں سائنسدان اور محققین سرگرداں ہیں۔

ڈپریشن خرافات اور حقائق

ڈپریشن کے علائم

* مایوسی، اُداسی اور اضطراب۔
* احساسِ زود خستگی، جسمانی اور ذہنی کمزوری۔
* بے توجہی، کسی کام میں دل نہ لگنا، کسی چیز پر توجہ مرکوز نہیں ہوتی۔
* بھوک کم ہونا۔
* نیند میں خلل۔
* روزمرہ کے کاموں میں دلچسپی کا ختم ہونا۔
* کوئی بھی کام شروع کرنے میں دشواری۔
* حد سے زیادہ پریشان ہونا۔
* حالتِ بے قراری (انسان ایک جگہ ٹِک نہیں سکتا)۔
* سوچنے سمجھنے میں "کمی کا احساس"۔
* فیصلے کرنے میں دشواریاں۔
* وزن میں کمی۔
* چڑچڑاپن۔۔۔ ہر وقت آپے سے باہر ہونا۔
* اکثر اوقات تنہائی میں رونے کو جی چاہتا ہے۔
* خوشی کا بالکل احساس نہیں ہوتا ہے۔

* جنسی بے حسی و کمزوری۔

* احساس تنہائی۔۔۔ ہر وقت عجیب قسم کا ڈر محسوس ہوتا ہے۔

* خودکشی کے خیالات، پھر کوشش اور آخر میں خودکشی۔

اِن علامات میں سے ہر مریض میں ہر کوئی علامت نہیں ہوتی ہے۔ لیکن اگر ان میں سے پانچ یا چھ سے زیادہ علامات موجود ہوں تو فرد ڈپریشن میں مبتلا ہے۔

جب کسی معالج نے، کسی فرد کو ڈپریشن کا مریض قرار دیا تو اس کے لئے دوائیاں تجویز کرنا ضروری ہے۔ چونکہ ڈپریشن کے لئے استعمال کی جانے والی دوائیوں کے جانبی اثرات بہت حد تک ناراحت کنندہ ہوتے ہیں اس لئے مریض کے لئے درج ذیل باتوں کا جاننا بے حد ضروری ہے:

* کون سی دوائی کس وقت، کتنی مدت تک استعمال کرنی ہے۔

دوائیوں کے اثرات جانبی کیا کیا ہیں اور اُن سے کیسے مقابلہ کیا جاسکتا ہے۔

* دوائیاں کب اور کیسے ترک کرنی ہیں۔

* اگر ڈپریشن کے علاوہ (دوران علاج) کوئی اور بیماری آگھیرے تو کیا کرنا چاہئے۔

* کونسی دوائی کھانے سے پرہیز کرنا ہے اور کن احتیاطی تدابیر پر عمل کرنا ہے۔

معالج کا فرض ہے کہ وہ مریض کو بیماری اور ادویات کے متعلق مفصل جانکاری فراہم کرے، اگر مریض معالج کے طرز علاج سے مطمئن نہ ہو تو اسے ادویات کا استعمال نہیں کرنا چاہئے۔ ڈپریشن سے آزادی حاصل کرنے کے لئے کم از کم تین ماہ تک بلاناغہ مخصوص ادویات کا استعمال لازمی ہے۔۔۔ اس بیماری کا علاج ممکن ہے بشرطیکہ معالج و مریض کے درمیان ایک پر خلوص اور مضبوط رشتہ قائم ہو جائے اور معالج مشہور شعر "دردِ دِل کے واسطے پیدا کیا انسان کو" پر عمل کر کے اپنی ماہرانہ خدمات ہر وقت

مریض کے لئے وقف کر دے اور مریض بھی معالج کی ہر بات پر بلا چوں وچرا عمل کرے۔

کشمیر میں چونکہ اس بیماری کی شرح میں حیرتناک حد تک اضافہ ہوا ہے اس لئے قدرتی طور اِس بیماری سے متعلق کچھ خرافات نے جنم لیا ہے جن کا ذکر کرنا ضروری ہے:

* ڈپریشن نے صرف کشمیریوں کو اپنی گرفت میں لیا ہوا ہے۔

۔۔۔جی نہیں۔۔۔ ڈپریشن ایک ایسی بیماری ہے جو صدیوں سے کرہ ارض پر بسنے والے ہر رنگ، نسل مذہب وملت سے تعلق رکھنے والے انسانوں کو اپنی لپیٹ میں لئے پھرتی ہے۔ یہ کوئی نئی بیماری نہیں بلکہ زمانہ قدیم میں (دوسری صدی قبل مسیح)ہندوستان کے ایک مشہور قلمکار سودارکا نے اپنے مقالوں اور ڈراموں میں اِس بیماری کا ذکر کیا ہے۔۔۔ یہ بیماری کسی بھی عمر میں، کسی بھی انسان کو اپنا شکار بنا سکتی ہے اور دورِ حاضر میں اس کی شرح میں روز افزوں اضافہ ہوتا جارہا ہے۔ دنیا کے ہر ملک میں اِس بیماری کی شرح میں اضافہ ہوتا جارہا ہے مگر کشمیر میں نامساعد حالات کی وجہ سے شاید اس کی شرح میں کچھ زیادہ ہی اضافہ ہوا ہے۔

* ڈپریشن کے لئے دوائیاں کھانے کی ضرورت ہی کیا ہے۔ اسے یوگا، عبادات اور دعاؤں سے دور کیا جاسکتا ہے؟

۔۔۔جی نہیں۔۔۔ ڈپریشن ایک ایسی بیماری ہے جو مریض کو ایک ایسے عذاب اور درد وکرب میں مبتلا کرتی ہے جس سے مریض کی زندگی جہنم بن جاتی ہے اور وہ زندگی کے حسن، لطافت اور رنگینیوں سے محروم ہو جاتا ہے۔ یہ بیماری انسانی دماغ میں کیمیائی تبدیلیوں میں خلل پیدا ہونے سے شروع ہوتی ہے اس لئے اس بیماری کا علاج ادویات کے بغیر ناممکن ہے۔ یوگا، عبادات اور مذہبی مقامات پر نذر و نیاز چڑھانے سے اس بیماری کی

شدت میں کمی ہوتی ہے نہ کہ اس کا علاج ہوتا ہے۔ مذہبی امور پر عمل کرنے سے مریض کو یک گونہ سکون مل سکتا ہے مگر بیماری کی جڑیں اکھڑ نہیں سکتیں، اس لئے دُعا کے ساتھ ساتھ دوا بھی ضروری ہے۔

* وہ کاہل اور سست ہے، وہ کام نہیں کرنا چاہتا ہے، وہ بہانے بازی کرتا ہے"

۔۔۔جی نہیں۔۔۔ اس بیماری میں مبتلا شخص بہانے بازی نہیں کرتا، نہ ہی وہ کاہل یا سست ہو گیا ہے دراصل کاہلی، سستی، عدم دلچسپی اس بیماری کے خاص علائم ہیں۔ مریض چاہتے ہوئے بھی کچھ کر نہیں سکتا۔ وہ کام شروع کرنے سے معذور ہوتا ہے اس لئے اُسے دوش دینا اور اس پر تلخ و ہتک آمیز فقرے کسنا زیادتی ہے۔۔۔ گھر کا کوئی فرد جو چند ہفتے یا چند ماہ قبل ٹھیک طرح سے ہر کام انجام دے رہا تھا اچانک اب کوئی کام کرنے سے انکار کر رہا ہے تو اُسے ٹوکنے، کوسنے کے بجائے ہمدردی اور پیار سے اُس کی بات اور فریاد سنئے اور اس کی طرف بھرپور توجہ دیجئے اور اسے کسی ماہر معالج کے پاس لے جایئے۔ اسے مناسب و موزوں معالجے کی اشد ضرورت ہے۔

* "اپنے خیالات کو قابو میں رکھو۔۔۔ بس تم بالکل ٹھیک ہو جاؤ گے"۔

۔۔۔جی نہیں۔ آپ کا مشورہ غلط اور بے بنیاد ہے اگر کسی کا دل مضطرب ہے اور خیالات میں انتشار ہے وہ اپنے خیالات اور جذبات پر قابو پانے میں ناکام ہو رہا ہے تو آپ کے کہنے سے وہ اپنے خیالات پر قابو پانے میں کامیاب نہیں ہو سکتا۔ یہ جاننا اور سمجھنا بے حد ضروری ہے کہ ڈپریشن میں مبتلا مریض اپنے خیالات پر قابو پانے میں بالکل ناکام ہو جاتا ہے، اس کے خیالات میں کوئی تسلسل نہیں ہوتا، اُس کی مزاجی کیفیت میں ہر لمحہ بدلاؤ آتا رہتا ہے۔۔۔ وہ کیسے اُن پر قابو پا سکتا ہے۔ ٹائیفائیڈ میں مبتلا مریض بخار کی شکایت کرے تو آپ اسے کہیں گے "اپنے بخار کو قابو میں رکھ" کیا ایسا ممکن ہے اسی

طرح ڈپریشن میں مریض اپنے خیالات کو قابو میں نہیں رکھ سکتا۔ رشتہ داروں، عزیز و اقارب کو سمجھ لینا چاہئے کہ اُسے مدد اور سہارے کے علاوہ معالج کے مشورہ اور ادویات کی ضرورت ہے۔

*ڈپریشن کے لئے دوائیاں استعمال کرنے کے بعد مریض ان کا عادی ہو جاتا ہے اور یہ دوائیاں "آرام" کے لئے دی جاتی ہیں اس لئے یہ نشہ آور ہیں۔

۔۔۔جی نہیں۔ ڈپریشن کا علاج کرنے کے لئے جِن ادویات کا استعمال کیا جاتا ہے، وہ نہ ہی نشہ آور ہیں اور نہ ہی اُن کی لت پڑ سکتی ہے۔ بلکہ اِن دوائیوں کے استعمال سے مریض کی مزاجی کیفیت "نارمل" ہو جاتی ہے۔ اِن دوائیوں کے استعمال سے دماغ میں کیمیائی عمل شروع ہونے سے مریض کی زندگی میں خوشی واپس لوٹ آتی ہے اور وہ پھر سے روزمرہ کے کاموں میں دلچسپی لینے لگتا ہے۔ اُس کی بھوک بڑھنے لگتی ہے، اس کی جنسی خواہش اُبھرنے لگتی ہے اور وہ فیصلے کرنے کے قابل ہو جاتا ہے یعنی دھیرے دھیرے اُس کے سارے علائم (ایک ایک کر کے) دور ہو جاتے ہیں اور وہ ڈپریشن کی زنجیروں سے آزاد ہو جاتا ہے۔ ڈپریشن کے لئے استعمال کی جانے والی ادویات اگر صحت مند انسان کو دی جائیں تو اس پر کوئی اثر نہیں ہوتا۔ اِن ادویات کا اثر صرف ڈپریشن میں مبتلا مریضوں پر ہوتا ہے۔ مریض اِن کا عادی نہیں ہو جاتا کیونکہ وہ ایک ماہر معالج کے مشورہ کے مطابق ان کا استعمال کرتا ہے جو اچھی طرح جانتا ہے کہ ادویات کس مقدار میں کب تک مریض کو لینی ہیں اور کب اور کس طرح مریض کو اِن سے چھٹکارا پانا ہے۔

*ڈپریشن جادو ٹونے، ساحرانہ عمل سے یا "گناہ" کرنے والوں کو لاحق ہوتا ہے۔

۔۔۔آج کل کے سائنسی دور میں بھی بعض لوگوں کا خیال ہے کہ یہ بیماری جادو ٹونے، تعویذوں، منتروں سے ہوتی ہے۔ اکثر بیماریوں کے متعلق عام لوگوں کا یہی خیال

تھا۔ ذہنی اور نفسیاتی بیماریوں کے متعلق آج بھی اکثر لوگ ایسا ہی سوچتے ہیں مگر سائنس دانوں، محققوں اور ڈاکٹروں نے ثابت کیا ہے کہ یہ بیماری "جن، بھوت پریت، شیطان" وغیرہ کے اثرات سے نہیں بلکہ انسان کے دماغ میں کیمیائی تبدیلیوں کے زیر اثر شروع ہو کر انسان کے سارے جسم کو اپنی گرفت میں لے لیتی ہے اس لئے نقلی پیروں، فقیروں، نیم حکیموں اور دوافروشوں کے پاس جاکر وقت ضائع کرنے سے بہتر ہے کہ مریض کو کسی ماہر معالج کے پاس لیا جائے تاکہ سائنسی طرز پر علاج و معالجہ ہو اور مریض زندگی کی نعمتوں سے لطف اندوز ہو سکے۔

* مجھے تو ہزاروں "Tension"ہیں مجھے کچھ نہیں ہوتا ہے، وہ معمولی Tension سے ڈپریشن میں مبتلا ہو گیا۔

۔۔۔جی نہیں۔ اپنے آپ سے کسی کا موازنہ کرنا صحیح نہیں ہے۔ یہ ضروری نہیں کہ دوسرے انسان کا ذہنی دباؤ، تناؤ یا کھچاؤ تب تک عیاں ہو جب تک وہ ڈپریشن میں مبتلا ہو۔ بسا اوقات ظاہری طور ہشاش بشاش اور خوشحال انسان اچانک اس بیماری کے چنگل میں پھنس جاتا ہے اور پھر ہر انسان، حالات اور بیرونی دباؤ کا مقابلہ اپنے انداز اور اپنی استطاعت کے مطابق کرتا ہے۔ ہو سکتا ہے آپ کے مقابلے میں دوسرا فرد نفسیاتی اور ذہنی طور کمزور ہو اور وہ "دشمن" کا مقابلہ کرنے کی سکت نہ رکھتا ہو۔ اس بیماری میں موروثی، نفسیاتی، ذہنی، سماجی اور تمدنی عوامل شامل ہیں اس لئے اگر کوئی فرد اندرونی طور یا نفسیاتی طور کسی وجہ سے "ضعیف" ہو جائے تو وہ اچانک اس بیماری میں مبتلا ہو سکتا ہے۔ مریض کے نزدیکی رشتہ داروں کو چاہئے کہ نفسیاتی صلاحیتوں کو بڑھاوا دینے میں اس کی ہر ممکن مدد کریں تاکہ وہ حالات کا مقابلہ کر سکے۔ ان کا فرض ہے کہ قبل از و بعد از علاج اُس کے لئے ایک مضبوط سہارا بنیں اور اُسے کسی موڑ پر تنہائی کا احساس نہ ہونے دیں۔

* بیماری میں افاقہ ہوتے ہی ادویات کا استعمال ترک کرنا چاہئے۔

۔۔۔جی نہیں۔۔۔ڈپریشن کے لئے کم از کم تین ماہ تک ادویات کا استعمال، ہر حال میں جاری رکھنا لازمی ہے۔۔۔ دوائیوں کا استعمال کرنے کے بعد علائم ایک ایک کر کے دور ہوتے جاتے ہیں اور مریض اپنے آپ کو "ہلکا" اور صحت مند محسوس کرنے لگتا ہے اور وہ یہ سوچ کر کہ اب وہ بالکل نارمل ہے ادویات کا استعمال ترک کرتا ہے۔ ایسا کرنا نہ صرف غلط ہے بلکہ خطرناک بھی ہے۔ ڈپریشن کے لئے استعمال کی جانے والی ادویات کا اچانک ترک کرنا خودکشی کا سبب بن سکتا ہے۔ بہت سارے مریضوں نے ڈاکٹری مشورہ کے بغیر دوائیوں کا استعمال ترک کیا تو وہ خودکشی کے مرتکب ہو گئے، اس لئے یہ ضروری ہے کہ دوائیوں کا استعمال ترک کرنے سے پہلے اپنے معالج سے مفصل جانکاری حاصل کی جائے اور وہ دھیرے دھیرے مریض کو دوائیوں سے چھٹکارا دلا سکے۔ اُس کی ہدایت پر عمل کرنا مریض کے لئے سود مند ہے۔ دس دن، ایک ماہ یا اس سے زائد عرصہ کے لئے ڈپریشن کے لئے لی جا رہی ادویات اچانک ترک کرنا خطرناک ہے۔ اس لئے یاد رہے کہ ڈپریشن کے لئے نہ کبھی کوئی دوائی از خود استعمال کی جائے اور جب شروع کی جائے تو کبھی بھی اپنی مرضی سے ترک نہ کی جائے۔

☆☆☆

آپ کی غذا میں کتنا تیزاب ہے

آپ ہر روز غذا کھاتے ہیں صبح سے شام تک کچھ نہ کچھ کھاتے پیتے رہتے ہیں۔ کیا آپ نے کبھی سوچا ہے کہ آپ کیا کھاتے ہیں؟ آپ کی غذا میں کیا کیا اجزاء موجود ہیں۔ کیا آپ روزانہ اپنی غذا میں کاربوہائیڈریٹ، پروٹین، چربی، وٹامنز اور نمکیات ومعدنیات تعین شدہ مقدار میں لیتے ہیں۔ فوڈ یعنی غذا کوئی بھی ایسا مادہ (بشمول آب) ہے جو ایک انسان کی بقاء، تندرستی اور جسمانی وذہنی نشوونما کے لئے تغذیہ فراہم کرے۔ انسانی جسم کی کارکردگی کے لئے نشاستہ، لحمیات، چربی، حیاتین اور قلیل مقدار میں مخصوص قسم کے نمکیات لازمی ہیں۔ کسی ایک جز کی کمی سے جسم کے خلیات پر منفی اثرات پڑتے ہیں اور جسم میں بے اعتدالی پیش آنے سے بیماریوں کے لئے راہ ہموار ہوتی ہے۔ کیا آپ غذا کھانے سے پہلے کبھی یہ سوچتے ہیں کہ وہ غدا یا اس میں سے کچھ اجزاء ضرررساں تو نہیں ہیں۔ کیا آپ یہ جانتے ہیں کہ جو کچھ آپ کھاتے پیتے ہیں اس میں کتنی تیزابیت ہے؟

امریکن ایگریکلچر فارپلاننگ نے انسان کی صحت مندی کے لئے متوازن غدا کو چھ حصوں میں تقسیم کیا ہے

۱۔ روٹی، سالم اناج، چاول۔

۲۔ میوہ جات (تازہ اور خشک)

۳۔ سبزیاں۔

۴۔ دودھ، دہی، پنیر، انڈے، گوشت، مچھلی اور دالیں۔

۵۔ چربی اور تیل۔

٦۔ میٹھی چیزیں۔

صحت مند رہنے کے لئے نہ صرف ایک مناسب و متوازن غذا غیر معمولی اہمیت کا حامل ہے بلکہ یہ جاننا بھی بے حد ضروری ہے کہ آپ جو غذا کھا رہے ہیں وہ تیزابی ہے یا قلیائی۔ شاید آپ اس بات سے بے خبر ہوں گے کہ آپ کے حلق سے جو بھی غذا آپ کے نظامِ ہاضمہ میں جاتی ہے وہ تیزابی یا قلیائی ہوتی ہے۔ اب آپ یہ جاننا چاہیں گے کہ تیزابی اور قلیائی غذاؤں سے کیا مراد ہے۔ جو بھی غذا ہم کھاتے ہیں اس سے پیشاب کے تیزابی یا قلیائی ہونے پر براہ راست اثر پڑتا ہے۔ اگر غذا کھانے کے بعد پیشاب کی تیزابیت گھٹ جاتی ہے تو غذا قلیائی ہے اور اگر پیشاب کی تیزابیت میں اضافہ ہو جاتا ہے تو غذا تیزابی ہے۔ دوسری بات یہ کہ جو بھی غذا ہضم ہونے کے بعد جسم کی توانائی کے لئے استعمال ہوتی ہے اس میں سے کچھ "راکھ" (Ash) بچ جاتی ہے اور وہ راکھ (تجزیہ کرنے کے بعد) تیزابی یا قلیائی ہوتی ہے۔

ہم لوگ کبھی یہ نہیں سوچتے ہیں کہ ہم کیا کھاتے پیتے ہیں، ہم کوئی بھی غذا بھوک مٹانے اور شکم پُر کرنے کے لئے کھاتے ہیں۔ ہمیں اس بات سے کوئی سروکار نہیں ہوتا ہے کہ ہماری غذا میں وہ سب لازمی اجزا موجود ہیں جو ہمارے جسم کو تندرست و توانا رکھنے میں اہم رول ادا کرتے ہیں۔ ہمارے لئے غذا صرف "پاپی پیٹ کا سوال" ہے۔ غذا کچھ بھی ہو بس پیٹ بھر جانا چاہئے۔ ہم کبھی یہ نہیں سوچتے کہ ہماری غذا میں کیا کیا شامل ہے۔

جہاں تک ہمارے جسم کا سوال ہے، اسے صحت مند رکھنے کے لئے ۷۵ فیصد قلیائی غذا اور ۲۵ فیصد تیزابی غذا کی ضرورت ہے۔ ہمارے ہاں صورت حال اس کے برعکس ہے، ہماری غذا میں صرف تیزاب ہوتا ہے، ہم تیزابی غذاؤں کا حد سے زیادہ استعمال

کرتے ہیں۔ ایک عام کشمیری کی غذا میں "قلیائی چیزیں "بہت کم ہوتی ہیں ---"وازہ وان" کی سبھی ضیافتیں گوشت سے بنی ہوتی ہیں یعنی "وازہ وان" صد در صد تیزابی ہوتا ہے۔ اس میں جو قلیائی حصہ (سلاد) ہوتا ہے اس کی طرف اکثر لوگ دیکھنا بھی گوارا نہیں کرتے ہیں کیونکہ گاجر، مولی اور کھیرے کے ٹکروں پر "آشپازوں کے ہاتھوں کی "مخروطی انگلیوں کے نشانات" نمایاں ہوتے ہیں۔ اس کے علاوہ بھی عام کشمیری روزمرہ کی زندگی میں گوشت کا زیادہ استعمال کرتے ہیں جس سے جسم کا اندرونی ماحول تیزابی ہو جاتا ہے۔ اگر ہم لوگ اپنی غذا میں ردّوبدل کر کے اسے ۲۵:۷۵ سطح پر لانے میں کامیاب ہوں تو ہم ایک صحت مند زندگی گذار سکتے ہیں۔ ہم زیادہ چاق وچوبند اور توانا رہ سکتے ہیں، ہمارا وزن نارمل حدود میں رہ سکتا ہے۔ ہمارے جسم کا قدرتی نظامِ دفاع ہر وقت فعال رہ کر ہمیں راحت کا احساس دلانے کے علاوہ ہمیں گوناگوں عفونتوں سے بچا س کتا ہے ہمارے نظام ہاضمہ، دل، دماغ، تھائرائیڈ، گردوں، جگر، پھیپھڑوں، لبلبہ اور دورانِ خون پر بے حد مثبت اثرات پڑ سکتے ہیں اور ہم اپنے آپ کو مختلف متعدی، سرطانی اور غیر سرطانی بیماریوں سے بچانے میں بہت حد تک کامیاب ہو سکتے ہیں۔ ہماری غذا میں تیزابیت زیادہ کیوں ہے اور یہ روز بہ روز کیوں بڑھتی جا رہی ہے۔ اس کی وجہ یہ ہے کہ جغرافیائی لحاظ سے کشمیر ایک ایسا خطہ ہے جہاں تیزابی غذاؤں کا استعمال لازمی تھا۔ عدم واقفیت، جہالت اور غربت کی وجہ سے بھی لوگوں نے "خاص قسم" کی غذاؤں کو اہمیت دے رکھی تھی مگر وقت گذرنے کے ساتھ ساتھ (بالخصوص گذشتہ دہائیوں سے) ہمارے سماج میں ایک ایسا انقلاب آیا جس سے ہمارا" سب کچھ "بدل گیا، ہماری زندگی کا ہر شعبہ متاثر ہوا، طرز زندگی اور طرزِ خورد ونوش بدل گیا اور اگر کچھ نہیں بدلا تو وہ ہے ہماری "فطرت" باقی سب کچھ "الٹ پلٹ "ہوا۔ ہماری سیدھی سادھی زندگی "الٹرا ماڈرن زندگی" میں بدل

گئی۔ ہم جنک فوڈ، فاسٹ فوڈ اور دیگر "ریڈی میڈ غذاؤں" کے شیدائی بن گئے یا پھر بقول کسے گزشتہ دہائیوں سے ہم لوگ کچھ زیادہ ہی "پریشان اور شیرین" ہو گئے جس کی وجہ سے شوگر بیماری عام ہو گئی۔

یہ محض اتفاق کی بات ہے کہ گزشتہ کئی دہائیوں سے ہمارے سماج میں ذیابیطس (شوگر بیماری)، موٹاپا، نقرس، ہائی بلڈ پریشر، امراض قلب اور کئی سرطانی بیماریوں میں تشویشناک حد تک اضافہ ہوا ہے۔ ان بیماریوں کی شرح میں اضافہ ہونے کے محرکات اور اسباب کچھ اور بھی ہو سکتے ہیں لیکن سب سے اہم وجہ یہ ہے کہ لوگ حالات کی وجہ سے سستی اور کاہلی کے ساگر میں ڈوب گئے اور انہوں نے قدرتی غذاؤں (تازہ سبزیاں اور میوہ جات) کی بجائے ریڈی میڈ بازاری غذاؤں سے عشق کرنا شروع کیا۔ تحقیقات سے ثابت ہوا ہے کہ کشمیری لوگ قلیائی غذاؤں کا بہت کم اور تیزابی غذاؤں کا استعمال بہت زیادہ کرتے ہیں۔ شادی بیاہ، تہواروں، "بڑے دنوں" پر گوشت کا حد سے زیادہ استعمال کرتے ہیں۔ شاید اسی لئے یہاں سب "تیزابی" ہیں۔ آپ نے بارہا محسوس کیا ہو گا کہ "وازہ وان" یا کسی اور دعوت میں گوشت سے بنی ضیافتیں کھانے کے بعد پیشاب پھیرتے وقت جلن محسوس ہوتی ہے، وہ اس لئے کہ گوشت میں تیزابیت بہت زیادہ ہوتی ہے جس سے جسم کا اندرونی ماحول تیزابی ہو جاتا ہے اور گردوں کو پیشاب کے ذریعہ وہ تیزابیت کم کرنا پڑتی ہے۔ ایک فرد کو روزانہ ایک گرام فی کلو گرام کے حساب سے پروٹین (گوشت) کی ضرورت ہے یعنی ایک بالغ فرد جس کا وزن ۷۰ کلو گرام ہے کو صرف ۷۰ گرام گوشت کی ضرورت ہے۔ (وازوان کی ضیافتوں سے شکم پُر کرنے کے بعد ایک فرد کتنا پروٹین (تیزابی غذا) کھاتا ہے، آپ خود ہی حساب لگائیے۔

غذا کھانے سے پہلے یہ سوچنا بہت ضروری ہے کہ ایک انسان کی عمومی اور "اندرونی

صحت " کے لئے خلیاتی سطح پر قلیائی ماحول زیادہ مناسب ہے اور یہ کوئی مشکل کام نہیں ہے، کوئی بھی فرد بڑی آسانی سے اپنی غذا میں قلیائی اور تیزابی تناسب کو ۲۵:۷۵ سطح پر لا کر صحت مند زندگی گذار سکتا ہے۔ جب ہم یہ کہتے ہیں کہ ہمیں اپنے جسم کا اندرونی ماحول زیادہ سے زیادہ قلیائی رکھنے کی کوشش کرنی چاہئے تو مطلب یہ ہے کہ ہمیں اپنی غذا میں وافر مقدار میں تازہ سبزیاں اور پھل شامل کرنا ہے۔

غذاؤں کے علاوہ کچھ ایسے کیمیائی اجزاء یا ادویات ہیں، جن کے استعمال سے جسم کا اندرونی ماحول قلیائی ہو جاتا ہے جس کا پتہ ہمیں پیشاب کی "تیزابیت" جانچنے سے ملتا ہے۔

بہت زیادہ تیزابی غذائیں

انڈے، کلیجی، گردے، مغز، دل، زبان، طحال، شراب، دہی، کھٹی ملائی، دیر تک رکھی گئی پنیر، وٹامن B سپلمنٹ اور نظام ہاضمہ کی فعالیت اور تحرک کے لئے استعمال میں آنے والے خامرے۔

بہت زیادہ قلیائی غذائی

کیلے، چاکلیٹ، انجیر، آلو، پالک، تربوز، منرل واٹر۔

نیوٹرل غذائیں

تازہ ترین تحقیقات کے مطابق درج ذیل غذاؤں کو "نیوٹرل" قرار دیا گیا ہے یعنی اس کے استعمال سے جسم کے اندرونی ماحول کی تیزابیت پر کوئی خاص اثر نہیں پڑتا ہے۔

تازہ مکھن، کھانڈ، شہد، مکئی (پوپ کارن)، کوفی، سبز چائے۔

آج سے آپ سوچ سمجھ کر اپنی غذا کا انتخاب کریں۔ اس بات میں کوئی شک و شبہ نہیں ہے کہ ہر فرد اپنی پسند اور مزاج کے مطابق غذا کا انتخاب کرتا ہے لیکن حتی الامکان

کوشش کریں کہ آپ ۷۵ سے ۸۰ فیصد قلیائی غذائیں اور صرف ۲۰ فیصد تیزابی غذائیں استعمال کریں تاکہ آپ کے جسم کا اندرونی ماحول اعتدال میں رہے اور آپ ایک صحتمند زندگی گذارنے میں کامیاب ہو سکیں۔ (انشاء اللہ)

Acidic Foods

گوشت۔

بھیڑ، بکری، دُنبہ، مرغی (چکن)، بطخ، شکاری پرندے، کسی بھی حلال جانور کا گوشت۔

سمندری غذائیں سوائے چربی دار مچھلی (سالمن اور ٹونا)

دودھ، دہی، ملائی، پنیر، آئیس کریم۔

مشروبات:۔ دودھ ملا کر کوفی، چائے، بیئر، بازاری جوس، روایتی چائے (دودھ ملا کر)، نمکین یا لپٹن۔

خشک میوے، مونگ پھلی، پستہ، سنگھاڑے۔

مٹھائیاں، مائیکرو ویو غذائیں، بند ڈبوں میں دستیاب آمادہ غذائیں، فاسٹ فوڈ، جنک فوڈ، چاکلیٹ۔

چربی اور تیل، سچوریٹیڈ فیٹ، گھی، گھی میں تلی ہوئی چیزیں، روغن گیاہی، روغن گل آفتاب،

بیکری (کیک، بسکٹ، پیسٹری)

روٹیاں، گندم، سالم اناج، مکارونی۔

چاول

Alkaline Foods

سبزیاں:

ساگ، کڑم ساگ (مونجہ)، بند گوبھی، پیاز، پھول گوبھی، گاجر، مولی، شلغم، پالک، سبز مٹر، سبز لوبیا، میتھی، چقندر، لہسن، سرخ بند گوبھی، بروکولی، ٹماٹر، آلو، کھیرا۔

میوے:

سبھی میوے خاص کر ۔۔۔لیموں، ٹماٹر، تربوز، گرائپ فروٹ، تازہ سنگترے کارس، انجیر، کیلا، سیب، ناشپاتی وغیرہ۔

مشروبات:

تازہ سبزیوں کا رس۔ صاف و شفاف (اُبلا ہوا) سادہ پانی۔ قہوہ، سبز چائے۔ شیر بادام۔

تخم اور خشک میوے:

بادام۔ تخم کدو۔ تخم گلِ آفتاب۔ فلیکس سیڈ۔ سبز مٹر۔ کوئی بھی تازہ بیج۔

چربی اور تیل: فلیکس (السی) تیل۔ روغن زیتون۔ ایوننگ پرمروز تیل۔ سویابین، مونگ، راجماش۔

☆☆☆

ہائپو تھائرائیڈازم

ہائپو تھائیر اڈازم، تھائیر ایڈ گلینڈ کی وہ کیفیت ہے جس میں یہ گلینڈ نارمل مقدار سے کم ہارمون ترشح کرتی ہے اور خون میں ہارمون طبیعی مقدار سے کم موجود ہوتا ہے۔

ا۔ علامات

تھکاوٹ، کمزوری، وزن میں اضافہ، جلد کی خشکی، بالوں کا گرنا یا کم ہونا، عضلات اور جوڑوں میں درد، قبض کی شکایت، چڑچڑاپن، یادداشت میں کمی، ماہواری میں بے اعتدالی، مایوسی، افسردگی (ڈپریشن) حد سے زیادہ سردی کا احساس، پسینہ کا کم آنا، جنسی کمزوری، نیند کا غلبہ۔

وجوہات

خود مصون بیماری اپنا ہی نظام مدافعت تھائیر ایڈ گلینڈ کے خلیات پر حملہ آور ہو کر انہیں ناکارہ بناتا ہے۔

کچھ مخصوص ادویات

مادر زادی (جنم ہی سے)

کسی سرطان یا التہابی بیماری سے گلینڈ کا ناکارہ ہو جانا۔

حاملگی کے بعد وقتی طور گلینڈ کا ناکارہ ہو جانا۔

آیوڈین کی کمی

تشخیص

ڈاکٹر کے ساتھ تفصیلی گفتگو

ذاتی اور خاندانی حالات

معائنہ طبی (خاص کر گردن کا)

خون کی جانچ TSH ۴T ۳T

درجہ حرارت یا لعاب دہن کی جانچ سے اس بیماری کا تشخیص نہیں دیا جاسکتا ہے۔ صرف خون کی جانچ ہی سے ہائیپو تھائرائڈازم تشخیص دیا جاسکتا ہے۔

علاج

چونکہ ہائپو ٹھائرائڈازم بیماری میں ہارمون کی کمی واقع ہو جاتی ہے اس لئے یہ ہارمون قرص (ٹیبلٹس) کی صورت میں مریض کو تا آخر عمر کھانا پڑتا ہے۔ یہ دوائی مصنوعی ہارمون (متبادل اصلی تھائیر ایڈ ہارمون) دیا جاتا ہے تاکہ گلینڈ معمول کے مطابق اپنا کام کرتا رہے۔ جب اس بیماری کا تشخیص کیا گیا اور مریض کے لئے دوائی تجویز کی گئی تو مریض کو اپنی بیماری اور ادویات کے متعلق مفصل و مکمل جانکاری حاصل کرنی چاہیئے۔ دوائی شروع کرنے کے بعد درج ذیل باتوں کا خیال رکھنا بے حد ضروری ہے:

۔ دوائی (ٹیبلٹس) مقررہ وقت پر صبح کے وقت یا شام کے وقت استعمال کی جائے۔

۔ ہر روز دوائی کھانا لازمی ہے۔ اگر صبح کے وقت بھول جائے تو دن کو کسی بھی وقت ضرور لیجئے۔ کبھی بھی مقررہ ڈوز کم یا زیادہ نہ کریں۔

ہائیپر تھائیر اڈزم میں یہ گلینڈ نارمل سے زیادہ ہارمون ترشح کرتی ہے اور خون میں ہارمون طبیعی مقدار سے زیادہ موجود ہوتا ہے۔

۲۔ علامات

اضطراب، پریشانی، بے قراری، تھر تھراہٹ، آپے سے باہر ہونا، پسینہ کا زیادہ آنا، دل کی دھڑکن میں تیزی اور بے اعتدالی، ہاتھوں میں رعشہ، نیند میں خلل (بے خوابی)، بڑی آنتوں کی کارکردگی میں خلل اور بے اعتدالی، عضلات کی کمزوری، بازوؤں اور رانوں کے عضلات کی حد سے زیادہ کمزوری، وزن میں کمی، آنکھوں میں نقص (آنکھیں جیسے باہر کی طرف آجاتی ہیں) آنکھوں کا بالائی سفید حصہ نظر آنے لگتا ہے (یہ علامت گریوز بیماری میں ظاہر ہوتی ہے)

وجوہات

سب سے اہم وجہ گریوز بیماری Graves Disease

تھائیرائڈ گلینڈ میں ایک یا ایک سے زیادہ رسولیاں

کسی عفونت (انفکشن) کی وجہ سے عارضی طور گلینڈ کا متاثر ہونا۔

ہارمون (ٹیبلٹس کی صورت میں) کا حد سے زیادہ استعمال۔

تشخیص

ڈاکٹر کے ساتھ تفصیلی گفتگو

طبی معائنہ

خون کی جانچ TSH, T۴T,۳

تھائیرائڈ سکین

تھائیرایڈ انٹی باڈیز

کسی اور طریقہ سے اس بیماری کی تشخیص نہیں دیا جاسکتا ہے۔

علاج

چونکہ ہائپر اڈازم خون میں ہارمون کی اضافگی سے واقع ہو جاتا ہے' اس لئے ایسی

دوائی کی ضرورت پڑتی ہے جو ضد ہارمون ہو یعنی ہارمون کی زیادہ تعداد کو قابو میں لا سکے۔

ضد تھائیرایڈ ادویات۔ یہ ادویات تھائیر ایڈ گلینڈ کو زیادہ ہارمون ترشح کرنے سے روکتی ہیں۔ تھائیر ایڈ گلینڈ پر مضر اثرات نہیں پڑتے ہیں ہاں بعض مریضوں کو حساسیت (الرجی) کی شکایتیں لاحق ہو سکتی ہے۔ اگر ادویات استعمال کرنے کے بعد گلے میں درد، خارش، بخار ظاہر ہو تو فوری طور اپنے معالج سے رابطہ کرنا لازمی ہے اور خون کا ٹیسٹ CBC فوری انجام دیں۔

ریڈیو ایکٹیو آیوڈین

جراحی۔۔۔اس کے لئے کسی ماہر جراح سے رابطہ کرنا ضروری ہے۔

ادویات بالکل محفوظ اور موثر ہیں۔ لیکن طریقہ علاج مختلف ہیں۔

علاج کے لئے کس ڈاکٹر سے رجوع کریں

خون کی جانچ کے بعد جب یہ طے ہوا کہ کوئی فرد ہائیپو تھائرڈازم کا شکار ہے تو اس کے ذہن میں یہ سوال ابھرتا ہے کہ اب "تھائیر ایڈ ڈاکٹر" کون ہے؟ اور کس معالج سے علاج کروایا جائے۔

اکثر اوقات آپ کا فیملی ڈاکٹر ہی اس بیماری کا کامیاب علاج کر سکتا ہے۔ دیہاتوں میں پرائمری ہیلتھ سینٹر میں تعینات ڈاکٹر، قصبوں میں سب ڈسٹرکٹ ہسپتالوں میں کام کرنے والے فزیشن اور ضلع سطح پر ڈسٹرکٹ ہسپتالوں میں تعینات فزیشن آپ کا علاج کر سکتے ہیں یا پرائیوٹ مطبوں میں سند یافتہ معالجین بھی اس بیماری کا علاج کر سکتے ہیں۔ اس بیماری کے علاج کے لئے کسی بڑے ہسپتال یا انسٹی ٹیوٹ جانے کی ضرورت نہیں ہے۔ ہاں درج ذیل صورتوں میں کسی بڑے اسپتال یا انسٹی ٹیوٹ میں ماہرانہ خدمات حاصل کی جا

سکتی ہیں۔

☆ اگر کمسن بچہ جنم ہی سے ہاپیو تھائیر ایڈ ازم کا شکار ہو۔

☆ مریض اس بیماری کے علاوہ کسی اور خود مصوون بیماری (ذیابیطس ٹائپ ون، ایڈ یسنز بیماری آٹو اسیون پولی گلینڈ الیور سنڈروم یا ناکامی تخم دان (عورتوں میں) میں مبتلا ہو۔

☆ مریض مرگی، عارضۂ قلب، بڑی آنتوں کی کسی خاص بیماری کے لئے ادویات استعمال کرتا ہو۔

☆ ہارمون (تھائیر اکسین) کا ڈوز کسی مناسب مقدار میں ایڈجسٹ نہ ہوتا ہو۔

☆ آپ اپنے معالج سے مطمئن نہیں ہیں۔

☆ وہ آپ کو بیماری اور ادویات کے متعلق مکمل جانکاری فراہم نہ کرتا ہو۔

☆ وہ آپ کے سوالات کا خوشدلی سے معقول جوابات نہ دیتا ہو۔

تھائیر اکسین ہارمون کے بارے میں

جب پہلی بار آپ کے مرضِ تھائیر ائیڈ کا تشخص ہوا تو معالج آپ کے ہارمون کا "ڈوز" تعین کرے گا۔ ڈوز کا دارومدار آپ کے وزن اور عمر پر ہو گا۔ وزن جتنا زیادہ ہو گا، ڈوز بھی اتنا ہی زیادہ ہو گا۔ عمر رسید مریضوں کے لئے پہلے کم مقدار میں ڈوز تعین کیا جاتا ہے اور پھر دھیرے دھیرے ڈوز بڑھتا جائے گا کیونکہ ایسے مریضوں میں دوائی کی مقدار سوچ سمجھ کر بڑھائی جاتی ہے۔ علاوہ ازیں بیماری کی وجہ بھی مد نظر رکھی جاتی ہے اور پھر آپ کسی اور بیماری میں مبتلا نہیں ہیں' اس کا بھی خاص خیال رکھنا لازمی ہے۔ چونکہ تھائیر وکیسن ہارمون دھیرے دھیرے اثر کرتا ہے اس لئے بسا اوقات مریض کو کچھ ہفتوں تک صبر کرنا پڑتا ہے تاکہ یہ ہارمون اپنا اثر دکھاس کے۔ ہماری وادی میں اکثر مریض بے صبری کا مظاہر کر کے کچھ ہی دنوں کے بعد معالج بدلتے ہیں۔ ایسا کرنا حماقت

ہے۔ کم از کم چھ سے دس ہفتے انتظار کے بعد ہی پتہ چل سکتا ہے کہ دوائی (ہارمون) اثر کر رہی ہے یا نہیں۔ ہر مریض الگ الگ انداز سے اور مختلف اوقات میں اس ہارمون کے تئیں اپنا ردعمل ظاہر کرتا ہے اس لئے صبر کرنا لازمی ہے۔ بددل ہونا یا ہمت ہارنا مریض کے لئے خطرناک ثابت ہو سکتا ہے۔ آپ کا معالج آپ کے لئے ایک مخصوص مدت میں مخصوص مقدار تجویز کرے گا اور دھیرے دھیرے علامات ناپید ہونے لگیں گے اور آپ عمر بھر ایک مخصوص Maintenance dose استعمال کرتے رہیں گے۔ اس دوائی کے عوارضات جانبی یا مضر اثرات نفی کے برابر ہیں۔ اس دوائی کے استعمال سے آپ کے جسم کے کسی نظام کے کسی عضو پر مضر اثرات نہیں پڑتے ہیں۔ ہاں اگر آپ مقررہ مقدار سے زیادہ یا کم دوائی لیں گے تو منفی اثرات پڑنے کا خدشہ ہو سکتا ہے یاد رکھئے صرف اتنی مقدار میں دوائی لیجئے جتنا آپ کے معالج نے تجویز کی ہو۔

سب سے اہم بات یہ ہے کہ کسی بھی صورت میں آپ ہر روز ایک مقررہ وقت (صبح کے وقت) دوائی لے لیں۔ یہ دوائی کوئی انٹی بویاٹیک نہیں ہے جو چند روز استعمال کر کے ترک کیا جا سکے۔ یہ وہ دوائی ہے جو آپ کے جسم کی اہم ترین گلینڈ ترشح نہیں کر سکتی ہے اور آپ اس کا متبادل استعمال کر رہے ہیں۔ اپنی بیماری 'ہائپو تھائیر ایڈ ازم" کو قابو میں رکھنے کے لئے دوائی کا مسلسل استعمال لازمی ہے۔ اس کے بغیر کوئی چارہ نہیں۔ اگر آپ اپنی مرضی کے مطابق دوائی کا استعمال ترک کریں گے تو آپ دوبارہ اس بیماری اور علامات کے شکار ہوں گے اور آپ کی زندگی عذاب بن جائے گی۔

یہ دوائی پانی یا دودھ کیساتھ استعمال کی جا سکتی ہے۔

یہ ہارمون استعمال کرنے کے بعد کم از کم چار گھنٹے انتظار کیجئے اگر آپ

☆ سویابین کھانے کے شوقین ہو۔۔۔ کیلشیم فولاد کی گولیاں استعمال کرنی ہوں یا

☆ کوئی اور دوائی کسی اور بیماری کے لئے لینا ضروری ہو۔

☆ اگر آپ دوائیاں استعمال کرنے کے دوران حاملہ ہو جاتی ہیں تب بھی یہ دوائی لیتے رہنا لازمی ہے کیونکہ یہ دوائی نہ صرف آپ کے لئے بلکہ آپ کے پیٹ میں پروان چڑھنے والے بچے کے لئے بھی بے حد ضروری ہے۔ ہاں حاملہ ہوتے ہی آپ اپنے معالج سے ضرور مشورہ کریں۔

☆ بعض عورتیں موٹاپا سے چھٹکارا پانے کے لئے اس ہارمون کا "حد سے زیادہ" استعمال کرتی ہیں۔ یہ طبی نقطہ نگاہ سے انتہائی خطرناک ہے۔ صرف اسی مقدار میں ہارمون استعمال کیا جائے جتنا ضرورت ہے۔ زیادہ مقدار میں لینے سے یہ دوائی آپ کے عضلات کو کمزور کرے گی اور کسی خطرناک عارضہ قلب میں مبتلا ہونے کے امکانات روشن ہو سکتے ہیں۔

☆ اس ہارمون (تھائیر اکسین) کا کوئی متبادل نہیں ہے۔ بازاری، اشتہاری ادویات یا کوئی جڑی بوٹی ہائپو تھائیر اڈزم میں موثر نہیں ہے۔

نوٹ: ☆ تھائیر ایڈ ہارمون (ٹیبلٹس) جسم کے کسی عضو پر کوئی مضر اثر مرتب نہیں کرتا ہے۔ مریض کسی ڈر خوف اور جھجک کے بغیر اسے تا آخر عمر استعمال کر سکتا ہے۔

☆☆☆

کیا آپ کے نمک میں آیوڈین ہے؟

ٹی وی سکرین پر ایک ایڈ آتا ہے "کیا آپ کے ٹوتھ پیسٹ میں نمک ہے؟میں آپ سے سوال پوچھتا ہوں کیا آپ کے نمک میں آیوڈین ہے؟۔

نمک سے نہ صرف اشیائے خورد و نوش نمکین اور خوش مزہ ہو جاتی ہیں بلکہ زندگی بھی نمکین ہو جاتی ہے، کیا آپ کشمیری چائے بغیر نمک کے پی سکتے ہیں، کوئی سالن بغیر نمک کے کھا سکتے ہیں، ذرا غور کریں، اگر قدرت نے نمک نہ بنایا ہوتا تو زندگی کتنی پھیکی پھیکی سی لگتی، ہائی بلڈ پریشر کے مریض سے پوچھئے کہ نمک کیا چیز ہے؟ یہ وہ شے ہے جو دنیا کے ہر گوشے میں پائی جاتی ہے اور سبھی انسان اس سے دل کی گہرائیوں سے عشق کرتے ہیں۔ تاریخ گواہ ہے کہ بادشاہوں نے نمک کے لئے تخت کو لات ماری اور تاج کو سروں سے اُتار پھینکا۔ نمک انسانی جسم کے ہر محلول میں موجود ہے۔ پیشاب ہو یا فضلہ، خون ہو یا مادہ تولیدی یا جسم کا کوئی بھی خلیہ ہو، نمک اپنی موجودگی کا احساس دلاتا ہے۔ شاعروں سے پوچھئے "نمک معشوق کے لبوں میں بھی ہوتا ہے" بسا اوقات نمک دکھائی نہیں دیتا ہے مگر پھر بھی موجود ہوتا ہے۔ کسی کی باتوں میں نمک ہوتا ہے اور کسی کی صورت نمکین ہوتی ہے۔ محبت میں بھی نمک ہوتا ہے اور نفرت میں بھی۔ بعض لوگ نمک حساس ہوتے ہیں اور بعض نمک حلال یا نمک حرام ہوتے ہیں۔ وطن کی مٹی میں بھی نمک ہوتا ہے، کچھ لوگ جنون کی حد تک اس کے ساتھ عشق کرتے ہیں اور کچھ لوگ غداری کر کے نمک کو رسوا کرتے ہیں۔ نمک زخموں پر بھی چھڑکا جاتا ہے اور کبھی زخموں

کا مرہم بھی ہو سکتا ہے۔ نمک جانوروں کو بھی "دیا جاتا" ہے نمک------ ہائے یہ نمک------

میں جس نمک کے بارے میں کچھ کہنے جا رہا ہوں، اسے ڈاکٹری اصطلاح میں سوڈیم کلورائیڈ کہا جاتا ہے۔ یہ قدرتی ذرات کا ایک مخصوص مرکب ہے جو انسانی جسم کے ہر ایک خلیہ (Cell) میں پایا جاتا ہے۔ نمک اور پانی جسم کے خلیات کی زندگی کے لئے لازم وملزوم ہیں۔ دونوں جسم کے سبھی خلیات کی مخصوص کارکردگی کے لئے اہم ترین اجزا ہیں۔ اہم نمکیات میں کلورائیڈ، کاربونیٹ، سلفیٹ اور بائیکاربونیٹ قابل ذکر ہیں جو سوڈیم، پوٹاشیم، کیلشیم اور میگنیشیم کے ساتھ گھل مل کر جسم کے لئے کام کرتے ہیں۔ یہ مختلف قسم کے نمکیات جسم میں پانی اور خون کا توازن برقرار رکھنے کے علاوہ ایک مناسب تیزابی اور قلیائی ماحول قائم رکھنے میں ایک اہم رول ادا کرتے ہیں۔ نمک نسیجوں بالخصوص دانتوں اور ہڈیوں کو لازمی غذائی اجزا سپلائی کرنے کے لئے ضروری ہے اور یہ عضلات ونسوں کی فعالیت کے لئے بھی لازمی ہے۔

آیوڈین بھی آکسیجن، ہائیڈروجن اور آئرن کی طرح ایک ایسا قدرتی کیمیائی جز ہے جو کئی کیمیائی صورتوں میں دستیاب ہوتا ہے۔ سب سے اہم آیوڈین، آیوڈیٹ اور آیوڈائیڈ ہے یہ سمندری پانی میں وافر مقدار میں موجود ہوتا ہے۔ زمین اور سادہ تازہ پانی میں اس کی مقدار نفی کے برابر ہوتی ہے۔ اونچے پہاڑوں (ہمالیہ، اندیز) ان کے دامنوں اور سیلابی علاقوں میں اس کی کمی واقع ہوتی ہے۔ دنیا کے کئی خطوں (وسطی افریقہ، مرکزی ایشیا اور یورپ کے بہت سارے علاقوں) میں اس کی کمی پائی جاتی ہے۔

ایک سروے کے مطابق آیوڈین کی کمی ۱۳۰ ممالک میں صحت عامہ کا ایک اہم اور توجہ طلب مسئلہ ہے۔ ایک اندازے کے مطابق دنیا بھر میں ۷۴۰ ملین لوگ آیوڈین کی

کمی کے شکار ہیں۔ کہا جاتا ہے کہ دنیا کی آبادی کے ایک تہائی حصہ کو آیوڈین کی کمی سے پیدا ہونے والے نقائص کا خطرہ لاحق ہے۔ ہندوستان میں آیوڈین کی کمی کی وجہ سے چھ کروڑ سے زائد لوگ علاقائی گلہڑ اور ۸۸ لاکھ لوگ ذہنی یا جسمانی نقائص میں مبتلا ہیں۔ ہندوستان کی مختلف ریاستوں کے بعض اضلاع میں آیوڈین کی کمی صحت عامہ سے وابستہ ایک گمبھیر مسئلہ ہے کیونکہ بعض جگہوں پر اس کی شرح دس فیصد سے بھی زیادہ ہے۔ ایک اندازے کے مطابق ۷ ملین سے زیادہ لوگ گلہڑ (گوئٹر) اور آیوڈین کی کمی سے پیدا ہونے والے دوسرے نقائص (ذہنی کمزوری، نابینائی، گونگاپن اور بہراپن) میں مبتلا ہیں۔

☆ آیوڈین ایک ایسا کیمیائی مادہ ہے جو تھائرائیڈ ہارمون کی کیمیائی ساخت کا ایک لازمی جز ہے۔ تھائرائیڈ انسان کے جسم کی گردن کے سامنے والے حصے میں، تتلی کی شکل سے مشابہ ایک اہم ترین گلینڈ ہے۔ یہ گلینڈ دو ہارمون، تھائروکسین (T۴) اور ٹرائی آیڈوتھائرونین (T۳) بناتا ہے۔ یہ دونوں ہارمون خون میں شامل ہونے کے بعد مخصوص اعضائ (جگر، دل، دماغ اور گردوں) کی کارکردگی میں اہم رول ادا کرتے ہیں۔

☆ ہمیں آیوڈین کی ضرورت کیوں ہے؟ چونکہ تھائرائیڈ ہارمون صحت مند زندگی کے لئے لازمی ہے اور یہ مختلف اعضاء تک رسائی حاصل کرنے کے بعد مختلف کیمیائی اعمال میں حصہ لیتے ہیں (بالخصوص کچھ کلیدی لحمیات پیدا کرنے میں)، اس لئے جسم کی صحیح کارکردگی کے لئے تھائرائیڈ ہارمون کی سطح کا نارمل ہونا بے حد ضروری ہے۔ آیوڈین کی کم سے تھائرائیڈ ہارمون بننے میں مشکل درپیش آتی ہے اس لئے آیوڈین ایک اہم کیمیائی جز ہے۔

☆ ہمیں کتنا آیوڈین لینے کی ضرورت ہے؟ کئی بین الاقوامی گروپوں نے آیوڈین کی جو مقدار تعین کی ہے وہ عالمی ادارہ صحت یونیسیف اور آئی سی سی آئی ڈی ڈی جیسی

تنظیموں سے میل کھاتی ہے۔ ایک فرد واحد کے لئے آیوڈین کی درج ذیل مقدار ضروری ہے۔

۰۔۷ سال تک۔۔۔۔۔۔۹۰ مائیکروگرام

۷۔۱۲ سال تک۔۔۔۔۔۔۱۲۰ مائیکروگرام

۱۲ سال کے بعد۔۔۔۔۔۔۱۵۰ مائیکروگرام

حاملہ اور بچوں کو دودھ پلانے والی عورتوں میں۔۔۔۔۔۔

۔۔۔۔۔۔۔۔۔۔۔۔۔۔۔۔۔۔۔۔۔۔۔۲۰۰ مائیکروگرام

☆ ہمیں آیوڈین کہاں سے ملتا ہے؟ آیوڈین کا کچھ حصہ اشیائے خوردونوش سے ملتا ہے۔ سمندری غذاؤں میں آیوڈین وافر مقدار میں موجود ہوتا ہے۔ تازہ پانی میں تیرنے والی مچھلی سے ہمیں اُس پانی میں پائے جانے والی آیوڈین کی مقدار کا پتہ چل سکتا ہے۔ دوسری غذاؤں میں آیوڈین کی مقدار کا اندازہ اس بات سے لگایا جاسکتا ہے کہ وہ غذائیں کہاں سے حاصل کی گئی ہیں اور ان میں کیا کیا ملایا گیا ہے۔ اگر کسی زمین میں آیوڈین موجود نہیں ہے تو اس زمین میں اگنے والے پودوں میں بھی آیوڈین کی کمی ہوگی۔ جو حیوانات کم آیوڈین والی غذا کھاتے ہیں ان کے گوشت میں بھی آیوڈین کی کمی ہوتی ہے چونکہ پستانوں میں آیوڈین "ذخیرہ" ہوتا ہے اس لئے دودھ اور دودھ سے بنی اشیائے خوردنی میں آیوڈین موجود ہوتا ہے بشرطیکہ دودھ دینے والے جانور کو غذائی صورت میں آیوڈین ملتا رہا ہو۔ آیوڈائزڈ سالٹ یعنی وہ نمک جس میں آیوڈین ملایا گیا ہو، ایک خصوصی نمک ہے جو آیوڈین کی کمی پورا کرنے کے لئے استعمال کیا جاتا ہے۔ جو نمک (سوڈیم کلورائیڈ) عام طور استعمال کیا جاتا تھا (اور بعض علاقوں میں اب بھی استعمال ہوتا ہے) اس میں قدرتی طور آیوڈین نہیں ہوتا تھا، اس لئے عام نمک میں آیوڈین ملایا گیا تا کہ عام انسان اس کی کمی کے

شکار نہ ہوں۔ عمومی طور آیوڈین والے نمک میں ۱۰۰ PPM (حصے فی ملین) یعنی ۱۰۰ ٦ مائیکروگرام فی گرام کے حساب سے آیوڈین ملایا جاتا ہے۔ اس طرح دو گرام نمک استعمال کرنے سے آیوڈین کی تعین شدہ مقدار یعنی ۱۵۰ مائیکروگرام حاصل ہو جاتی ہے۔ آپ آیوڈین نمک یا بغیر آیوڈین نمک خرید سکتے ہیں لیکن دونوں کی قیمت تقریباً مساوی ہے۔

☆اگر آیوڈین کی تعین شدہ مقدار نہ ملے تو کیا ہوتا ہے؟۔ آیوڈین کی کمی سے عورت کے شکم میں پروان چڑھتے ہوئے بچے اور پھر نوزائیدہ شیر خوار بچے کی صحت پر زبردست منفی اور خطرناک اثرات مرتب ہوتے ہیں۔ اگر ایک عورت کے جسم میں آیوڈین کی کمی ہو تو وہ بانجھ پن، سقط جنین (حمل کا گرنا) اور حمل کی کئی پیچیدگیوں کا شکار ہو سکتی ہے۔ تھائرائیڈ ہارمون (اس لئے آیوڈین) دماغ کی نشو و نما کے لئے انتہائی ضروری ہے۔ اگر نوزائیدہ بچہ آیوڈین کی کمی کا شکار ہوا ہو تو وہ ذہنی اور جسمانی طور ناخیز ہوتا ہے، اس کا وزن بھی کم ہوتا ہے اور اس کی زندگی بھی خطرے میں پڑ سکتی ہے۔ ابلہی (Cretinisim) دماغی نقصان کی اہم ترین وجہ ہے۔ اس میں مبتلا بچہ پوری طرح ذہنی طور ناکارہ ہونے کے علاوہ بہرا، گونگا، نابینا، پس قد، فالج زدہ ہونے کے علاوہ عضلات اور نسوں کی پیچیدگیوں کا شکار ہوتا ہے۔ لفظ کریٹن (Cretin) کا مطلب ہے مسیح (JESUS) جیسا یعنی یہ بچے دیکھنے میں اتنے عجیب و غریب، بھولے بھالے ہوتے ہیں کہ ان سے کسی گناہ کا سرزد ہونا ناممکن ہے۔

آیوڈین کی کمی کا سب سے قابل دید منفی اثر، تھائرائیڈ گلینڈ کا حجم اور وزن میں بڑھ جانا ہے۔ یہ گردن کے سامنے والے حصے میں نمایاں ہوتا ہے اسے گلہڑ، گھینگا (Goitre) کہتے ہیں۔ کشمیری زبان میں اسے "گُڈر" کہا جاتا ہے۔ اگر آیوڈین کی کمی شدید ہو تو یہ

وقت گذرنے کے ساتھ ساتھ بڑھتا جاتا ہے اور اس میں رسولیاں ظاہر ہو جاتی ہیں۔ ایک خاص مدت کے بعد یہ رسولیاں والا گلھڑ سرطانی بیماری کا سبب بن سکتا ہے۔ بعض 'مریضوں' میں یہ رسولیاں اتنی بڑھ جاتی ہیں کہ یہ گردن کے دوسرے حصوں پر دباؤ ڈالتی ہیں اور مریض کو جراحی کے عمل سے گذرنا پڑتا ہے۔ ان مضر اثرات کے علاوہ آیوڈین کی کمی سے سماجی ڈھانچے پر بھی منفی اثرات پڑتے ہیں۔ آیوڈین کی کمی سے ایک وسیع علاقے میں سینکڑوں بچے ذہنی طور ناخیز پیدا ہو سکتے ہیں اس لئے وہ اقتصادی طور بھی پیچھے رہ جاتے ہیں اور اس طرح پورے علاقے کی اقتصادیات متاثر ہو جاتی ہے۔

ہمیں کیسے پتہ چلے گا کہ ہمیں آیوڈین کی مقررہ مقدار مل رہی ہے؟ عمومی طور ہمیں یہ پتہ نہیں چل سکتا ہے کہ ہم کتنا آیوڈین لے رہے ہیں کیونکہ بازاری (تجارتی) غذاؤں میں اس کی نشاندہی نہیں کی جاتی ہے۔ درج ذیل نقاط کو بنیاد بنا کر آپ سرسری اندازہ لگا سکتے ہیں کہ آپ کتنا آیوڈین لے رہے ہیں۔

* کیا آپ کے نمک میں آیوڈین ہے؟
* آپ روزانہ کتنا نمک استعمال کرتے ہیں
* کیا آپ وٹامنز یا کوئی سپلمنٹ لے رہے ہیں جس میں آیوڈین موجود ہے؟
* آپ کا روزمرہ "ڈائیٹ" کیا ہے؟
* کیا آپ گوشت، دودھ، دودھ سے بنی اشیاء اور 'سمندری غذا' کھاتے ہیں۔۔۔ عام آبادی میں آیوڈین کی مقدار کا اندازہ پیشاب کی جانچ سے لگایا جا سکتا ہے۔ کسی بھی ذریعہ سے جو آیوڈین آپ کے جسم میں پہنچتا ہے اس کا ۹۰ فیصد پیشاب کے ذریعہ خارج ہوتا ہے اس لئے پیشاب کا تجزیہ، آیوڈین کی مقدار کا پتہ لگانے کا ایک اہم طریقہ ہے۔ آیوڈین کی کمی کا پتہ لگانے کے لئے لیبارٹری میں تھائرائیڈ ٹیسٹ کرنا اتنا سودمند نہیں جتنا آیوڈین کی

کمی جانچنے کے لئے پیشاب کا ٹیسٹ ہے۔ خون میں TSH کی سطح تھائرائیڈ کی کارکردگی جانچنے کے لئے ایک اہم ٹیسٹ ہے۔ الٹراساؤنڈ مشین کے ذریعہ تھائرائیڈ گلینڈ کے سائز کا پتہ چلتاہے اور یہ آیوڈین کی کمی کا پتہ لگانے کا ایک بہترین طریقہ ہے۔

☆ ہم آیوڈین تغذیہ کو کیسے ایڈجسٹ کرسکتے ہیں؟ آیوڈین کی کمی دور کرنے کے لئے اسے عام نمک کے ساتھ آسانی سے ملایا جاسکتا ہے کیونکہ ہر انسان نمک کا استعمال کرتا ہے۔ اگر ایک فرد روزانہ پانچ گرام آیوڈین نمک استعمال کرتا ہے تو اُسے صرف اسی ذریعہ سے ۱۵۰تا مائیکروگرام آیوڈین حاصل ہوتا ہے۔ اب سوال یہ ہے

کہ آپ کے گھر میں کونسا نمک استعمال ہو رہاہے، آپ ہر روز نمک استعمال کرتے ہیں لیکن کیا آپ نے کبھی سوچا ہے کہ آپ کے نمک میں آیوڈین ہے یا نہیں؟ آپ ذرا اپنی شریک حیات (اگر وہ کچن سنبھالے ہوئے ہے) سے پوچھیں کہ وہ آپ کو کونسا نمک کھلا رہی ہے۔ اگر اسے نہیں معلوم تو آپ ذرا کشٹ کریں، ایک آلو کو چھیل کر اس کے قتلے بنائیں اور پھر ایک قتلے پر چٹکی بھر نمک چھڑکیں۔ تھوڑی دیر انتظار کرنے کے بعد اگر آلو کے قتلے کا رنگ بیگنی ہو جائے تو آپ کے نمک میں آیوڈین ہے اور اگر آلو کے قتلے کا رنگ نہیں بدلا تو آپ نمک کا پیکٹ "ڈسٹ بن" میں ڈال دیں اور بازار کا رُخ کر کے وہاں سےآیوڈائزڈ سالٹ (IODISED SALT) خرید کر لائیں تا کہ آپ اور آپ سے وابستہ عیال آیوڈین کی کمی کے شکار نہ ہو جائیں۔

نیشنل آیوڈین ڈیفشنسی ڈسارڈرس کنٹرول پروگرام (این آئی ڈی ڈی سی پی) کے مطابق آیوڈین کی کمی سے درج ذیل نقائص پیدا ہوتے ہیں۔

☆ تھائرائیڈ گلینڈ کا سائز بڑھ جانا

گلہڑ☆ ذہانت میں بے حد کمی

☆بانجھ پن

☆حمل کا گرنا

☆ہاپیو تھائرائڈزم

☆ماں کے شکم میں بچے کی موت

☆بچہ جنم ہی سے نابینا، گونگا، بہرایا 'بدصورت' ہوتا ہے

☆دماغی نقائص عقب ماندگی فکری

☆عضلات اور نسوں کی کمزوری اور پیچیدگیاں

☆☆☆

روزہ اور ہماری غذا

رمضان المبارک کے دوران بعض لوگوں کو غذا کے متعلق پریشانی اور "تشویش" لاحق رہتی ہے اور وہ سوچتے رہتے ہیں کہ سحری و افطار کے وقت کون سی مخصوص اشیاء خوردنی و نوشیدنی استعمال کریں۔ جہاں تک ماہِ رمضان میں خورد و نوش کا تعلق ہے، کسی بھی چیز پر پابندی عائد نہیں کی گئی ہے۔ روزہ اور عام فاقہ کشی میں تو یہی بنیادی فرق ہے۔ عام فاقہ کشی یا ڈائیٹنگ، حکیموں اور ڈاکٹروں کی تجویز کردہ فاقہ کشی میں انسان کو مخصوص قسم کی غذا کھانے کی ہدایت دی جاتی ہے مگر روزوں میں کھانے پینے پر کوئی پابندی نہیں۔ ہر وہ چیز جو ہم پر حلال کی گئی، ہم سحری اور افطار کے بعد کھا سکتے ہیں۔ اس مبارک ماہ اور دیگر مہینوں کی غذا میں کوئی خاص فرق نہیں ہونا چاہئے۔ ہاں جتنا ممکن ہو سکے "غذا سادہ ہو اور سادگی سے کھائی جائے"۔ ایسی غذا میسر ہو جس سے اِس ماہ کے دوران وزن اعتدال پر رہے، نہ کم ہو اور نہ زیادہ۔ ہاں اگر کوئی شخص موٹاپا کا شکار ہے اور اُس کا وزن زیادہ ہے تو اس مبارک مہینے میں وہ اپنا وزن کم کر سکتا ہے۔ چونکہ اس ماہ کے دوران روزہ دار سحری سے لیکر افطار تک کچھ بھی کھاتا پیتا نہیں ہے اس لئے زودِ ہضم غذاؤں کی بجائے دیر ہضم غذاؤں کا استعمال بہتر ہے۔ دیر ہضم غذائیں آٹھ گھنٹے اور زود ہضم غذائیں صرف تین گھنٹے تک "ساتھ دیتی" ہیں۔

آہستہ آہستہ ہضم ہونے والی غذاؤں میں سالم اناج، گندم، جو، دالیں، چھانے بغیر آٹا وغیرہ شامل ہیں۔ انہیں مرکب یا پیچیدہ کاربوہائیڈریٹ کا نام دیا گیا ہے۔

زودِ ہضم یا تیزی سے ہضم ہونے والی غذاؤں میں کھانڈ، سفید میدہ وغیرہ شامل ہیں۔

ریشہ دار غذاؤں میں گندم، سالم اناج، دالیں، بیج، تازہ سبزیاں (سبز مٹر، لوبیا، پالک، کڑمساگ، ساگ، میتھی، گاجر، کھیرا، چقندر، سالم اور تازہ میوہ جات، خشک میوے (اخروٹ، بادام، خشک خوبانی لدر ا انجیر وغیرہ)۔

جو بھی غذا کھائی جائے وہ متوازن ہو یعنی ہر غذائی گروپ میں سے کچھ نہ کچھ لینا ضروری ہے۔ صحت مند رہنے کے لئے کاربوہائیڈریٹ، پروٹین، چربی، وٹامنز اور نمکیات ضروری ہیں یعنی ہماری غذا میں تازہ سبزیوں اور پھل کے علاوہ، چاول، گوشت، روٹی، دودھ کا ہونا لازمی ہے۔

جہاں تک ممکن ہو سکے اس ماہ کے دوران (خصوصی طور) غذا سادہ، صاف ستھری اور تازہ ہو۔

بازاری غذائیں، فاسٹ فوڈ، زیادہ تلی ہوئی چیزیں کھانے سے مکمل پرہیز کرنا چاہیئے۔

ہمارے سماج میں لوگ اس ماہ کے دوران میں بھی کھانے پینے کے معاملے میں احتیاط اور اعتدال سے کام نہیں لیتے ہیں۔ دن بھر بھوک و پیاس سہنے کے بعد وہ افطاری کے وقت جلد بازی سے کام لیکر اپنے شکم کو انواع و اقسام کی ضیافتوں سے پُر کرتے ہیں اور اپنے نظامِ ہاضمہ پر ضرورت سے زیادہ بوجھ ڈال کر بیماریوں کو دعوت دیتے ہیں۔ سحری کے وقت کڑوی، کسیلی چیزیں کھانے سے معدہ اور انتڑیوں پر ظلم کرتے ہیں۔ مشاہدہ کیا گیا ہے کہ اکثر لوگ سحری کے وقت (یا رات کے سونے کے وقت) بازاری اچار کھاتے ہیں۔۔۔اس شہر کے مختلف علاقوں کے مختلف بازاروں میں جو اچار کھلے عام سڑکوں پر بکتا

ہے وہ صحت عامہ کے اصولوں کی خلاف ورزی ہے۔ گلی سڑی سبزیاں جن میں ساگ، ندرو، کڑم ساگ (منجہ)، گاجر، مولی وغیرہ کو صاف پانی سے دھوئے بغیر، کسی بڑے برتن میں اُبالا جاتا ہے اور اس پر مضر صحت مصنوعی رنگ چھڑک کر، نمک مرچ ملا کے تیزاب ڈالا جاتا ہے۔ اور بازاروں میں بیچنے کے لئے لایا جاتا ہے۔ حیرت کی بات ہے کہ لوگ اِسے خرید کر مزے لے لے کر کھاتے ہیں۔ یہ اچار چونکہ صحت عامہ کے بنیادی اصولوں کے خلاف تیار کیا جاتا ہے اس لئے اس کے استعمال سے جراثیمی اور فنگل (Fungal) انفکشن کے امکانات روشن ہیں۔ ایسا اچار کھانے سے منہ اور زبان کے علاوہ خوراک کی نالی اور معدہ کی بیماریاں ظاہر ہو جاتی ہیں۔ نظام ہاضمہ سے وابستہ سبھی اعضاء متورم ہو جاتے ہیں خاص کر معدہ Gastritis کا شکار ہو جاتا ہے۔ خوراک کی نالی، معدہ اور انتڑیوں پر انتہائی مضر اثرات پڑنے سے اُلٹیاں اور اسہال شروع ہو جاتا ہے اور انسان بستر سے چپک جاتا ہے۔ اِن اچاروں میں استعمال ہونے والا مصنوعی رنگ ظاہری و باطنی حساسیت (Allergy) وجود میں آتی ہے اور الرجی ایک بار شروع ہو کر بڑی مشکل سے پیچھا چھوڑتی ہے۔ علاوہ ازیں یہ مصنوعی رنگ سرطان زا ہے یعنی اچاروں میں مصنوعی رنگ باعثِ کینسر بھی ہو سکتا ہے۔ ستم ظریفی یہ ہے کہ بیچنے والا یہ اچار پالی تھین لفافوں میں بند کر کے خریدار کے ہاتھ میں تھما دیتا ہے۔ ذرا غور کیجئے۔ انسان کے کھانے کی چیز، ماہ رمضان میں سحری کے وقت اور وہ بھی پالی تھین لفافے میں۔۔۔؟ پالی تھین لفافوں پر پابندی عائد کی جا چکی ہے؟ بازاروں میں بکنے والا اچار ہر لحاظ سے انسانی صحت کے لئے بیحد مضر ہے اور اِسے "غذا کی صورت" میں استعمال کرنا انسانوں کا تو دور جانوروں کا بھی کام نہیں۔

اسی طرح ہم "غلط غذاؤں" کا استعمال کر کے بیماریوں کو دعوت دیتے ہیں اور پھر

روزوں کو دوش دیتے ہیں۔ اکثر ایسے مریض ڈاکٹروں کے سامنے دروغ گوئی سے کام لینے سے بھی گریز نہیں کرتے۔ وہ اچار یا کوئی اور خراب غذا یا پُر خوری کی وجہ سے بیمار ہوتے ہیں عام طور پہ روزوں پر الزام دھرتے ہیں۔ نادان یہ نہیں جانتے کہ روزہ شفاء کا ذریعہ ہے، ایک طبی معجزہ ہے، ایک نسخہ کیمیا ہے۔ بھلا اِس عبادت کو انجام دینے سے کوئی کیسے مریض ہو سکتا ہے۔ اس لئے اس مبارک ماہ میں خداوند کریم کی نعمتوں سے مالامال ہونے کے لئے صاف ستھری، تازہ اور سادہ غذا کھانا لازمی ہے۔

خلاصہ اس ماہ مبارک میں غذا سادہ، صاف ستھری اور تازہ ہو تو انسان صحت مند رہ کر روزوں کے بے شمار دینی، روحانی، جسمانی فوائد حاصل کر سکتا ہے۔

اِس ماہ کے دوران

☆ گھی میں تلی ہوئی اور چربی دار غذائیں نہ کھائیں۔

☆ زیادہ میٹھی چیزیں نہ کھائیں۔

☆ سحری اور افطار کے وقت پُر خوری نہ کریں۔

☆ سحری کے وقت زیادہ چائے نوش نہ کریں۔ زیادہ چائے پینے سے بار بار حاجت رفع ادرار ہوتی ہے اور بار بار پیشاب پھیرنے سے جسم سے کئی لازمی نمکیات رفع ہو جاتے ہیں اور احساسِ ضعف و خستگی شروع ہوتا ہے۔

☆ سگریٹ نوشی سے مکمل پرہیز کریں۔

☆ بازاری غذا، فاسٹ فوڈ اور اچار کھانے سے مکمل پرہیز کریں۔

☆ سحری کے وقت مرکب کاربوہائیڈریٹس (چاول، سلاد اور میوے) کھائیں، تا کہ دن کے وقت بھوک کا احساس کم ہو مگر یاد رہے سحری کے وقت کسی بھی صورت میں پُر خوری سے کام نہ لیں۔

☆ افطار کے وقت کھجور (تین عدد) اور کسی میوہ کا جوس پی لیں۔ افطاری کے وقت جسم میں شکر کی سطح کم ہوتی ہے اسے طبیعی سطح پر لانے کے کھجور بہترین میوہ ہے کیونکہ اس معجزاتی اور بہشتی میوہ میں شکر ریشہ، کاربوہائیڈریٹ، پوٹاشیم اور میگنشیم ہوتا ہے۔

☆ ہر روز آٹھ دس بادام کھایا کریں۔ اس میں پروٹین، ریشہ موجود ہوتا ہے۔

☆ کیلے پوٹاشیم، میگنشیم اور کاربوہائیٹ کا بہترین ذریعہ ہے۔

☆ پانی۔۔۔ افطاری اور سونے کے وقت تک پانچ سے آٹھ گلاس تک پانی پینا چاہئے تاکہ دن کے دوران جسم میں پانی کی کمی نہ ہو۔۔۔ سحری کے وقت بھی چائے کی بجائے پانی پینا بہتر ہے۔ (یو این این)

☆☆☆

آپ کا خون کتنا شیریں ہے

چلئے آج آپ سے یہ سوال پوچھتے ہیں کہ آپ کا خون کتنا شیرین ہے۔ آپ سوچیں گے کہ سوال غلط ہے کیونکہ خون تو نمکین ہوتا ہے، مگر میرا مطلب یہ ہے کہ آپ کے خون میں کتنا شوگر ہے، شوگر (شکر، کھانڈ یا قند) ہر انسان کے خون میں ہوتا ہے لیکن طبی اصطلاح میں اسے گلوکوز کہا جاتا ہے۔ جو بھی غذا (خاص کر کاربوہائیڈریٹ) ہم کھاتے ہیں وہ نظام ہاضمہ میں کئی عکس العمل سے گذرنے کے بعد آخر کار گلوکوز میں تبدیل ہو جاتا ہے اور خون کے ذریعے جسم کے تمام نسیجوں اور خلیات تک پہنچ کر انہیں توانائی بخشتا ہے۔ گلوکوز دماغ اور عضلات کے لئے اشد ضروری ہے۔ مشہور قول ہے "اعتدال تندرستی کی کلید ہے"۔ یعنی جسم کی کارکردگی کے لئے گلوکوز کا خون میں ایک مقررہ حد کے اندر رہنا ضروری ہے۔ اگر خون میں شوگر حد سے زیادہ یا کم ہو تو جسم کے سبھی خلیات بالخصوص دماغ پر زبردست منفی اثرات پڑتے ہیں۔ انسان کے جسم میں قدرت نے ایک ایسا نظام بنایا ہے جس کے تحت خون میں شوگر کی سطح ہر وقت صرف اتنی رہتی ہے کہ جسم کے سبھی خلیات اپنا اپنا کام صحیح ڈھنگ سے انجام دے سکیں۔ خون میں شوگر کی سطح اعتدال پر رکھنے کے لئے جسم کے کئی اعضاء کی شمولیت اور شرکت بے حد ضروری ہے۔ ان میں چربی کے خلیات، عضلات، دماغ، جگر، لبلبہ، چھوٹی انتڑیوں کے علاوہ کئی ہارمون بالخصوص انسولین قابل ذکر ہیں۔ شوگر بیماری ایک فرد کو اُس وقت اپنی گرفت میں لے لیتی ہے جب خون میں گلوکوز اعتدا میں رکھنے والے اِن اعضاء میں سے کوئی ایک (یا ایک

سے زیادہ) کسی وجہ سے اپنا کام صحیح ڈھنگ سے انجام دینے میں ناکام ہوں اور اگر خون میں شکر کی سطح قابو سے باہر ہوتی رہے تو وقت گذرنے کے ساتھ ساتھ آنکھوں، نسوں، گردوں، دل، دماغ اور خون کی نالیوں کو زبردست نقصان پہنچنے کا خطرہ لاحق ہوتا ہے۔

ایک صحت مند (نارمل) انسان کے جسم کے خون میں شب و روز گلوکوز کی سطح "آئیڈیل مقدار" میں رہتی ہے۔ غذا کھانے کے بعد جب نظام ہاضمہ اپنے فرائض انجام دیتا ہے تو خون میں شوگر کی تعداد عارضی طور بڑھ جاتی ہے جس وجہ سے انسولین کی مقدار میں بھی اضافہ ہوتا ہے۔ جب انسولین کی مقدار بڑھ جاتی ہے تو جسم کے خلیات بالخصوص چربی کے خلیات، عضلات اور جگر کے خلیات کو پیام پہنچتا ہے کہ وہ اضافی گلوکوز کو توانائی کے لئے استعمال کریں یا پھر اسے آئندہ کے لئے ذخیرہ کریں۔ جسم کے خلیات حکم کی تعمیل کر کے گلوکوز کو فوری جذب کرتی ہیں اور اس طرح خون میں گلوکوز کی مقدار بڑھ جانے سے رکتی ہے۔ جوں ہی خون میں شوگر کی سطح گر جاتی ہے، انسولین کی مقدار بھی کم ہو جاتی ہے اور جسم کے خلیات کو پیام پہنچتا ہے کہ مزید گلوکوز جذب نہ کیا جائے اور اس طرح شوگر کی سطح نارمل حدود میں رہتی ہے۔

کھانے پینے کے وقفوں کے درمیان اور ورزش کے دوران جسم کے خلیات کو گلوکوز کی لگاتار سپلائی کی ضرورت پڑتی ہے تاکہ ہر نظام اپنا اپنا کام بخوبی انجام دے سکے۔ اس وقت (جب خلیات کو گلوکوز کی ضرورت پڑتی ہے) جسم کا "جگری دوست" جگر اپنا فرض نبھاتا ہے، وہ اپنے اندر ذخیرہ کیا ہوا گلوکوز جسم کو سپلائی کرتا ہے۔ جگر "انسولین سگنل" نہ پا کر یہ سمجھتا ہے کہ جسم میں غذا کی مقدار کم ہے اس لئے وہ اپنے ذخائر میں سے کچھ حصہ خلیات کو دیتا ہے اور کچھ حصہ آئندہ کے لئے بچا کے رکھتا ہے تاکہ بوقت ضرورت کام آ سکے۔

گلوکوز کا یہ عارضی اتار چڑھاؤ زیابیطس (شوگر بیماری۔۔۔ ایک نقص جس میں انسولین کی کمی ہوتی ہے) میں بری طرح متاثر ہو جاتا ہے۔ انسولین ہارمون کے بغیر غذا کھانے کے بعد خون میں شوگر کی سطح زیادہ رہتی ہے، صرف اتنا ہی نہیں بلکہ انسولین کی کمی جگر کو بھی گلوکوز خون میں "دھکیلنے" کے لئے مجبور کرتا ہے اس طرح گلوکوز کی سطح اور بھی بڑھ جاتی ہے۔

اپنے خون میں گلوکوز کی سطح کو کیسے جانا جا سکتا ہے؟۔ اپنے خون میں گلوکوز کی سطح کو قابو میں رکھنے کے لئے اور پھر جانچنے کے لئے آپ کے لئے یہ جاننا ضروری ہے کہ آپ کا شوگر کیا "کام" کرتا ہے۔

ایچ بی اے ون سی ایک سنہری لیبارٹری ٹیسٹ ہے جس سے آپ کو یہ پتہ چلتا ہے کہ پچھلے دو سے تین ماہ کے دوران خون میں روزانہ شوگر کی سطح کتنی تھی۔ اس ٹیسٹ سے یہ پتہ چلتا ہے کہ ہیموگلوبن (ایک پروٹین جو جسم کے سبھی خلیات تک آکسیجن پہنچاتا ہے) کے ساتھ گلوکوز کے کتنے ذرات بندھے ہوئے ہیں۔ جہاں ایچ بی اے ون سی ٹیسٹ خون میں شوگر کی ایک بڑی اور واضح تصویر رکھتا ہے وہیں آپ اپنے گھر میں گلوکومیٹر سے "خون میں گلوکوز" کی سطح کو جانچ کر یہ پتہ لگا سکتے ہیں کہ ہر روز صبح شام تک بلڈ شوگر کتنا کم یا زیادہ رہتا ہے۔ اگر آپ کے پاس گلوکومیٹر نہیں ہے تو کسی نزدیکی لیبارٹری میں اپنا بلڈ شوگر چیک کروالیں تاکہ یہ پتہ چل سکے کہ کہیں خاموش قاتل (زیابیطس) آپ کا پیچھا تو نہیں کر رہا ہے۔

خون میں گلوکوز کی سطح جانچے بغیر یہ فیصلہ کرنا مشکل ہے کہ آپ کو کون سا طرز زندگی اختیار کرنا ہے، کتنی اور کون سی غذا کا استعمال کرنا ہے اور کتنی اور کس طرح کی ورزش کرنی ہے اور پھر کون سی ادویات کا استعمال کرنا ہے۔ زیابیطس میں مبتلا مریضوں

کے لئے ایک پاک وصاف اور منظم طرز زندگی گذارنا لازمی ہے۔ جہاں تک کھانے پینے کا سوال ہے، شوگر بیماری میں مبتلا فرد کو کسی خاص قسم کے "ڈائٹ" کی ضرورت نہیں بلکہ وہ ایک "نارمل ڈائٹ" کھا سکتا ہے۔ سوال یہ نہیں ہے کہ شوگر بیماری میں مبتلا مریض کیا کھاتا ہے بلکہ اہم بات یہ ہے کہ وہ کتنا کھاتا ہے۔ اسے عمر، جنس، قد، وزن اور پیشہ کو مد نظر رکھ کے حراروں کا تعین کرنا ہے۔ اُسے کسی "خاص پرہیز" کی ضرورت نہیں۔ وہ قدرت کی ہر نعمت سے لطف اُٹھا سکتا ہے، صرف اعتدال کی ضرورت ہے۔ شوگر بیماری میں مبتلا مریضوں کو "صحت مند غذا" کھانا چاہئے یعنی انہیں تازہ سبزیاں، میوے اور سالم اناج کا استعمال زیادہ اور چربی و شیرین چیزوں کا استعمال کم کرنا چاہئے۔ اس طرح اُن کے خون میں شوگر کی سطح نارمل حدود میں رہ سکتی ہے۔ کسی ماہر معالج کی تجویز کردہ ادویات کا باقاعدہ (حسب دستور) استعمال کرنے سے خون میں شوگر کی سطح "آئیڈئل حدود" میں رہتی ہے۔ کوئی بھی دوائی استعمال کرنے سے اُس دوائی کے بارے میں سو فیصد جانکاری حاصل کرنا "مریض کی ذمہ داری" اور معالج کا فرض ہے۔ ہر مریض کو اپنی بیماری کے متعلق صد در صد جانکاری ہونی چاہئے تاکہ وہ ایک نارمل زندگی گذار سکے۔ بعض اوقات شوگر کنٹرول کرنے والی دوائیوں سے خون میں گلوکوز کی سطح بہت کم ہو جاتی ہے، اسے ہائپو گلیسیمیا کہا جاتا ہے۔ یہ ایک تشویشناک صورتحال ہے۔ اگر شوگر کی سطح حد سے زیادہ گر جائے تو جسم کے سبھی خلیات بالخصوص دماغ توانائی سے محروم ہو جاتا ہے اور اگر یہ صورتحال بہت دیر تک برقرار رہے تو مریض کوما میں جا سکتا ہے یا پھر موت سے بھی ہمکنار ہو سکتا ہے۔

صرف ادویات لینے سے خون میں گلوکوز کی سطح کو قابو میں رکھنا ناممکن ہے۔ ذیابیطس کے مریض کے لئے صحت مند غذا، باقاعدہ ورزش اور ذہنی دباؤ سے چھٹکارا اشد

ضروری ہے۔ اگر مریض کا بلڈ شوگر نارمل حدود میں ہے تو وہ کامیاب و کامران اور صحت مند ہے اور اگر شوگر نارمل حدود سے زیادہ رہتا ہو تو وہ زیابیطس بیماری کی پیچیدگیوں (نسوں کی کمزوری، نابینائی، ہارٹ اٹیک، برین اٹیک، گردوں کی ناکامی، خون کی نالیوں کی بیماریوں) میں مبتلا ہونے کے امکانات میں خاصا اضافہ ہوتا ہے۔ اس لئے اپنے خون کو دیکھئے کہ وہ کتنا شیرین ہے۔ اگر آپ زیابیطس کے مریض ہیں تو با قاعدہ ٹیسٹ کروا کے اپنے خون میں شکر کی سطح کو جانچیں۔ اور اگر آپ نارمل اور صحت مند بھی ہیں اور آپ کی عمر بیس سال سے زیادہ ہے تو اپنے خون میں شکر کی سطح جانچنے کے لئے کسی لیبارٹری پر جائیں تاکہ بروقت پتہ چل سکے کہ کہیں ایک خاموش قاتل (زیابیطس) آپ کا پیچھا تو نہیں کر رہا ہے۔

ہائی بلڈ شوگر   لو بلڈ شوگر

Hypolycemia Hyperglycemia

☆ پیاس، منہ کا خشک ہونا   ☆ پسینے میں شرابور ہونا
☆ پیشاب کا باربار آنا   ☆ تھرتھراہٹ، ہاتھوں میں رعشہ
☆ رات کو پیشاب پھیرنے کی حاجت   ☆ دل ڈوبا جائے
☆ تھکاوٹ، سُستی، کاہلی   ☆ غشی
☆ وزن میں نمایاں کمی ☆ کنفیوژن
☆ آنکھوں کے سامنے دھندلاہٹ   ☆ بولنے میں دقت
☆ اُبکائی، سر درد   ☆ بھوک کا احساس
☆ مزاج میں تبدیلی، چڑچڑاپن ☆ غصہ۔ آپے سے باہر ہونا
☆ افسردگی (ڈپریشن) ☆ چڑچڑاپن

☆اُداسی، بے کسی کا احساس ☆سر درد، اُلٹیاں

☆جائے ستر میں خارش یا سرخ دھبے ☆تھکاوٹ کا احساس (جنزل کمزوری)

☆زخم مندمل ہونے میں دیر لگنا ☆کوئی کام کرنے میں دشواری

☆جلد پر بار بار دانے نکلنا ☆پریشانی، ٹینشن، بینائی میں خلل

شوگر بیماری سے کیسے نپٹا جائے

☆مذہبی عبادات کو اپنی زندگی کا لازمی حصہ بنالیں

☆خون میں شوگر کی سطح "نارمل حدود" میں رکھنے کے لئے باقاعدہ ٹیسٹ کروا لیں۔

☆اپنے معالج سے اپنی بیماری کے متعلق سو فیصد جانکاری حاصل کریں۔

☆اپنے معالج کی تجویز کردہ ادویات کے بارے میں مکمل جانکاری حاصل کر کے باقاعدہ استعمال کریں۔

☆متوازن، مناسب، مقوی اور صحت مند غذا کی طرف خصوصی دھیان دیں۔

☆باقاعدہ ورزش کریں۔

☆خون میں کولسٹرول اور دیگر قسم کی چربی کو "آئیڈئل حدود" میں رکھنے کی کوشش کریں۔

☆اپنے وزن کا خاص خیال رکھیں۔ (نہ کم، نہ زیادہ)

☆اپنے بلڈ پریشر کو قابو میں رکھیں۔

☆سگریٹ نوشی اور شراب نوشی سے مکمل پرہیز کریں۔

☆اپنے دوستوں کی تعداد میں اضافہ کریں۔

☆ اپنے آپ کو ذہنی دباؤ، تناؤ، کھچاؤ سے آزاد رکھنے کی کوشش کریں۔
☆ اپنے پیروں کا خاص خیال رکھیں۔
☆ سال میں ایک دفعہ آنکھوں اور دانتوں کا چیک اپ کروالیں۔

✻ ✻ ✻

علاج، پرہیز اور احتیاطی تدابیر کے موضوع پر مفید کتاب

طب و صحت

مصنف : حکیم راحت نسیم سوہدروی

بین الاقوامی ایڈیشن منظر عام پر آ چکا ہے